Christoph Polder

Bis zur totalen Erschöpfung

In 6 Schritten aus dem Burnout

Autobiographischer Roman

Christoph Polder

Bis zur totalen Erschöpfung

In 6 Schritten aus dem Burnout

Autobiographischer Roman

Impressum

Texte: © Christoph Polder

Umschlag: © by k-e-coverdesign@gmx.de

Bild(er): © Manuel Zumrode / Christoph Polder

Lektorat: ela.marwich@gmx.de

Satz: Katharina Georgi

Verlag : Neopubli GmbH

Köpenicker Straße 154a

10997 Berlin

Druck:

epubli ist ein Service der neopubli GmbH Berlin

Ich widme dieses Buch

Meinem Schicksal

Auch wenn es harte Aufgaben waren,
die ich zu meistern hatte …

… du hast mich zu dem werden lassen,
der ich heute bin.

Leid adelt den Menschen.

Nur wer Leid erträgt,

wird Glück erfahren.

14. Dalai Lama Tendzin Gyatsho (*1935)

Inhaltsverzeichnis

Vorwort

Dieses Buch zu schreiben war das finale Instrument meiner Heilung. In letzter Konsequenz wurde mir erst beim Verfassen dieses Buches klar, was mit mir geschah. Wie ich mich von Vorgesetzten, der Gesellschaft und nahestehenden Personen manipulieren ließ und glaubte, mir mein Lebensrecht durch Anerkennung und Arbeit verdienen zu müssen.

Drei Jahre hat es gedauert, bis ich letztlich wieder von dieser ‚Managerkrankheit' genesen war. Nach dem Glück der Gesundheit, die nur kurz währte, folgte der nächste Schicksalsschlag und warf mich in ein noch tieferes Loch.

Es war ein sehr langer und harter Leidensweg, der von Ungewissheit und Zukunftsängsten geprägt war. War ich doch früher für meine enorme Leistungsfähig bekannt, ging die letzten drei Jahre gar nichts mehr bei mir. Weder mein Körper noch mein Geist funktionierten so, wie ich es von ihnen gewohnt war.

Ich war am Boden zerstört und hatte keinen Funken Hoffnung, dass ich jemals wieder aktiv sein geschweige denn arbeiten gehen könnte.

Dennoch schaffte ich es, durch Selbstheilung aus dem Burnout, der Arbeitssucht, den Fängen eines Konzerns, der PTBS und den Depressionen herauszukommen. Nach einer Odyssee von Besuchen bei Ärzten, Heilpraktikern, Psychiatern, Osteopathen u.v.m. erkannte ich schließlich, dass nur ich selbst mich heilen konnte und sonst niemand.

Wie ich das geschafft habe und seither ein zufriedeneres Leben führe als je zuvor, möchte ich Ihnen mit diesem Buch gerne vermitteln.

Über dieses Buch

Nachdem die erste Androhung einer Klage bereits vor der Veröffentlichung dieses Buches bei mir einging, entschied ich mich dafür, den Inhalt und die Struktur dieses Buches komplett neu zu gestalten. Die unverblümte Wahrheit zu berichten, wurde mir untersagt, und somit habe ich die Erlebnisse um ca. 40 % ‚entschärft'.

Deshalb wurde aus meiner komplexen persönlichen Geschichte ein noch besserer Ratgeber mit vielen Kurzgeschichten und Tipps, um aus der Erschöpfungsspirale zu kommen.

Dies zeigt einmal mehr, dass alles Negative etwas Positives mit sich bringt!

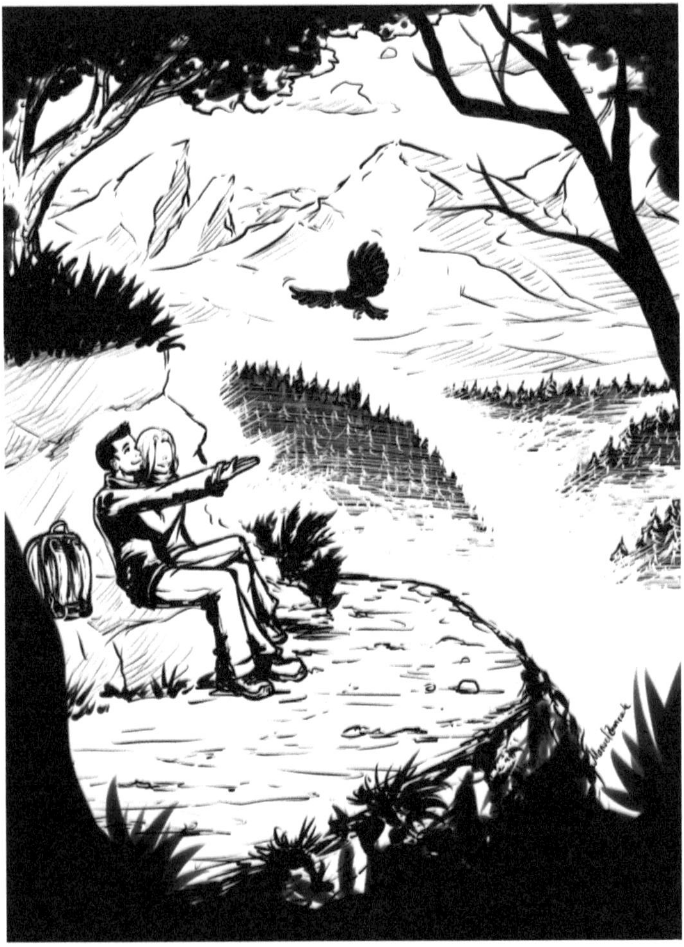

Ein scheinbar perfektes Leben

Es war ein warmer Tag im Juli, als ich am Gipfel des Watzmann auf über 2.000 Metern Höhe in einer mit weichem Gras bewachsenen Mulde, die einem Liegestuhl ähnelte, saß. Zufrieden blickte ich über die Gipfel der Alpen und ließ mich von der Sonne wärmen.

Neben mir saßen mein Golden Retriever und meine Freundin, durch die ich meine Liebe zum Wandern entdeckte und mit der ich gemeinsam die wohlige Erschöpfung und den Erfolg genoss, diesen Berg bezwungen zu haben.

Ich spürte meine Muskeln, spürte, wie ich sie strapaziert hatte und fühlte, wie mein Körper von Wanderung zu Wanderung immer fitter und stärker wurde.

Auf dem Gaskocher zwischen meinen Beinen köchelte die Gulaschsuppe vor sich hin, während ich eine Alpendohle mit Brot fütterte und beobachtete, mit welch einer Leichtigkeit sie sich vom Wind davontragen ließ.

Ich war so zufrieden mit der Situation, dass ich meine Gedanken noch ein bisschen weiterschweifen ließ und auf mein aktuelles Leben blickte, wie es war – es war gut …

… nein, es war sogar so gut, dass ich behaupten möchte, dass es bis dahin der schönste Abschnitt meines Lebens war.
Ich arbeitete in einer neu eröffneten Niederlassung eines riesigen Konzerns in München, als Abteilungsleiter in der Führungsebene und war mit meinen 32 Jahren im besten Alter für das Berufsleben. Das Büro war groß und modern eingerichtet, meine zwei Sekretärinnen waren sehr nett und mein betagter Chef schätzte mich für meine fachliche Kompetenz, Erfahrung und meine Art, die mir anvertrauten Projekte erfolgreich zu leiten. Ich hatte alles so gut im Griff, dass ich nicht mehr als 42 Stunden pro Woche arbeiten musste, um die Masse an Aufgaben bewältigen zu können. Die Zeiten, in denen ich kräftezehrende Überstunden zu leisten hatte, waren vorbei. Mein Beruf war sehr abwechslungsreich. Somit saß ich nicht die ganze Woche im Büro, sondern fuhr auch zu Auswärtstätigkeiten in die unterschiedlichsten Städte und hatte regelmäßige interessante Fortbildungen.

Lob und Anerkennung bekam ich in der Firma fast täglich, was mich, selbst montagmorgens, stolz und zufrieden in die Arbeit fahren ließ. Ja, und stolz konnte ich wirklich auf mich sein, denn ich hatte es geschafft, mich vom Hauptschüler ohne Abschluss

bis zu einem erfolgreichen Ingenieur hochzuarbeiten.
Mein Gehalt, das zweimal im Jahr deutlich erhöht wurde, zauberte mir zu jedem Monatsbeginn ein Lächeln ins Gesicht, denn es überstieg meinen damaligen Handwerkerlohn um ein Vielfaches und gestattete es mir unter anderem, jeden Mittag in Restaurants zu speisen, statt Wurstsalat und Brezeln auf einer staubigen Baustelle zu essen.
Zudem durfte ich mir jedes Jahr ein neues Geschäftsauto mit Rückfahrkamera, Automatikgetriebe, Allrad, Spurenassistent und sämtlichem Schnickschnack, den man nicht unbedingt braucht, bestellen. Das Auto war ein Rundum-sorglos-Paket, da ich weder die Versicherung, noch den Service oder Reparaturen und schon gar nicht den Sprit zu bezahlen hatte.
Regelmäßig für zwei Wochen in den Urlaub fliegen und die Zeit genießen, war für mich Standard geworden.
Als Abwechslung zu meinem Managerjob verkaufte ich, wie ich es als Student schon tat, weiterhin Holunderblütenlikör auf Mittelaltermärkten. Das Tragen einer Gewandung inkl. Trinkhorn, Geldsäckchen aus Leder und das Übernachten auf Schaffellen in Zelten ohne Laptop und Handy war

für mich wie eine Zeitreise und half mir beim Abschalten.
Durch Prozessoptimierung und geregelte Arbeitszeiten brachte ich meine beiden Jobs locker unter einen Hut und fand, nach ein paar Gesprächen mit meinem Chef, noch genügend Zeit, meinen Master in Projektmanagement zu beginnen. Die Hochschule für angewandte Wissenschaften lag praktisch auf dem Weg von der Arbeit nach Hause, was ein großer Vorteil war. Denn im Vergleich zu mir kamen die anderen Studierenden unter anderem aus Städten wie Hamburg und Nürnberg bis nach Bayern gefahren.
Ich hatte meine Berufung gefunden und, zeitlich sowie finanziell, alles im Griff.
Einen gesunden Lebensstil zu pflegen, machte ich zu meinem Hobby, wozu, neben gesunder Ernährung und rauchfreiem Leben, auch regelmäßige Besuche im Fitnessstudio zählten, welches ich natürlich ebenfalls wohnungsnah auswählte, um nicht unnötig Zeit auf der Strecke zu verschwenden. Seit Jahren war ich nicht mehr erkältet, sondern kerngesund, durchtrainiert und lebensfroh wie nie. Meine Hobbys, Freunde und Familie teilte ich mit meiner Freundin. Sie war eine kleine zierliche und warmherzige Frau mit einer Ausstrahlung, die jeden auf Anhieb überwältigte.

Es war herrlich. Ich war glücklich. Ich war zufrieden mit mir und meinem Leben, mit dem, was ich beruflich erreicht und privat geschaffen hatte. Ich hatte mir mein eigenes Traumleben erschaffen und fühlte mich, als wäre ich endlich angekommen. Alle Anstrengungen der letzten Jahrzehnte, alle Hürden, die ich genommen hatte, trugen endlich Früchte. Durch die Prozessoptimierung, was ohnehin meine Lieblingstätigkeit geworden war, hatte ich trotz der vielen Termine, sowohl beruflich als auch privat, ein geregeltes Leben, was komplett nach dem Terminkalender funktionierte.

Jedes erfolgreich abgeschlossene Projekt im Konzern, jeder geknackte Umsatzrekord beim Verkauf von Holunderblütenlikör und jede bestandene Prüfung im Masterstudiengang beflügelten mich noch mehr.

Die Erfolge ließen mich von noch mehr träumen von dem, was ich noch alles erreichen könnte und welche Unsummen an Geld und Glück noch in mein Leben fließen könnten.

Es war alles gut.

Alles war so, wie ich es mir gewünscht hatte und in meinen kühnsten Träumen nicht hätte ausmalen können.

Mein Akku war voll – es war alles optimal …

TIPP

Auch wenn Ihnen in Ihrem Leben alles perfekt erscheinen mag, hinterfragen Sie einfach mal, ob Sie Ihren Traum leben oder den eines anderen Menschen! Ließen Sie sich durch eine Firma, durch Personen in Ihrem Umfeld, oder von der Gesellschaft ein Leben aufdiktieren und haben schon lange aufgehört, auf die innere Stimme zu hören?
Führen Sie wirklich Ihr Traumleben, oder ist das alles nur eine Fassade nach außen, von der Sie mittlerweile selbst geblendet wurden?

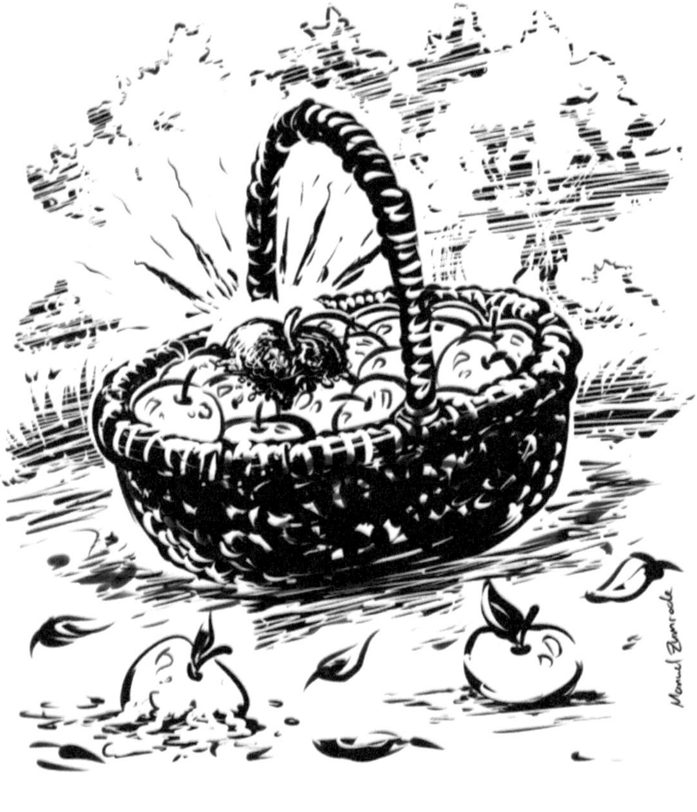

Ein fauler Apfel im Korb reicht aus

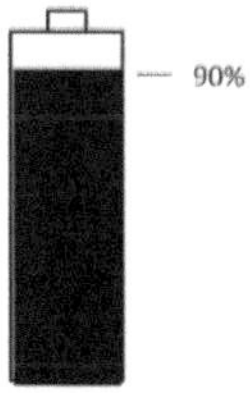

... dachte ich zumindest.

Das wahre Wesen meiner Freundin lernte ich leider erst nach ihrem Einzug bei mir, der viel zu früh kam, kennen, was – und da kann ich beim besten Willen keinem Kritiker widersprechen – einfach nur dumm war. Ihre Ansprüche wuchsen ins Unermessliche. Ihre Vorstellungen, wie man ein Leben zu führen hat, waren von einem ganz anderen Planeten. So kam ihr während unseres Urlaubs auf Kuba die Idee, dass ich uns eine Jacht kaufen und ich weniger arbeiten, dafür jedoch mehr Boot fahren sollte. Darüber, wie ich das finanzieren sollte, machte Sie sich keine Gedanken, sie wollte einfach nur in Luxus leben und verschwendete auch keinen Gedanken daran arbeiten zu gehen, denn das sei unter ihrem Niveau. In ihrer vielen Freizeit wurde es ihr zu langweilig, also sorgte sie dafür, dass ich meinen zweiten Job verlor, um mehr Zeit mit mir verbringen zu können.

Nach ein paar Monaten fand ich heraus, dass der Zigarrenhandel und die 24 Oldtimer auf Kuba, von denen sie so oft erzählte, gar nicht ihr gehörten, sondern sie dort nur die Post bearbeitet hatte.

Wir stritten uns immer häufiger wegen ihren unzähligen Lügen, aber rausschmeißen konnte ich sie nicht, denn sie war nur für mich mehrere tausend Kilometer nach Deutschland gezogen.
Eines Abends kam mein Freund Andi zu uns zum Fußballschauen vorbei, worauf ich mich schon seit Tagen freute, da ich ihn schon lange nicht mehr gesehen hatte. Das Bier war kaltgestellt und die Snacks standen bereit, sodass es ein richtig geiler Championsleague-Abend werden konnte.
Da hatte ich die Rechnung nur leider ohne meinen ‚kubanischen Drachen' gemacht. Denn der flog alle paar Minuten durchs Bild und hatte ganz wichtige Dinge, wie Saugen und mit dem Hund spielen, zu erledigen.
Meine Freundin setzte sich neben uns auf die Couch und telefonierte so laut, dass wir vom Fußball gar nichts mehr verstanden und ich den Fernseher noch lauter stellen musste. Sie brüllte mich an, was das sollte, weil sie das für eine Unverschämtheit hielt und ich keinen Anstand hätte. Wir brüllten uns gegenseitig so lange an, bis sie im Schlafzimmer verschwand.
Endlich Ruhe, dachten Andi und ich und verdrehten beide die Augen. Nach ein paar Minuten kam die erste SMS, die ich ignorierte.

Es folgten drei weitere, sodass ich doch neugierig geworden war, wer mir so spät noch schrieb. Ich zeigte Andi mein Smartphone, worauf er sagte, dass die Alte nicht ganz dicht sei. Auch ich konnte nur den Kopf schütteln. Als ich auch diese Nachrichten nicht beantwortete, klingelte tatsächlich mein Handy – es war meine Freundin. Als ich nicht ranging, brüllte sie wie eine Wahnsinnige aus dem Schlafzimmer, dass ich ‚Arschloch' drangehen solle, ansonsten könnte ich was erleben! Bis zum Ende des Spiels, und das ging lang, da wir das Glück einer Verlängerung inklusive Elfmeterschießen hatten, terrorisierte sie uns mit Anrufen, Nachrichten und Gebrülle aus dem Schlafzimmer.
Es war das letzte Mal, dass Andi zu uns zu Besuch kam. Ehrlich gesagt, war es das letzte Mal, dass überhaupt einer von meinen Freunden oder meiner Familie zu Besuch bei uns war.
Das Telefonieren mit meinen Verwandten und Freunden wurde auch immer anstrengender und peinlicher, weil sie jedes Gespräch boykottierte, sodass ich schon gar nicht mehr ranging, wenn jemand anrief.
Es war eine schreckliche Beziehung, die mich eine Menge Nerven kostete und während der ich am liebsten die ganze Nacht im Büro verbracht hätte, anstatt in die Drachenhöhle zurückzufahren.

Es war ein Dienstagabend, als ich total übermüdest nach Hause kam und mich auf ein heißes Bad und meine Couch freute. Als ich jedoch in meine Wohnung kam, traute ich meinen Augen kaum.
Die Bude und der Keller waren komplett leergeräumt. Alle Schränke, alle Teppiche, die Waschmaschine, alle Gegenstände, selbst die Einbauküche des Vermieters – einfach alles war weg. Selbst *meinen* geliebten Hund hatte sie mitgenommen.
Wie in Trance schloss ich die Tür und ging in die Kneipe nebenan, um Fußball zu schauen und ein paar Biere zu trinken. Ich konnte einfach nicht fassen was gerade geschehen war und brauchte eine Weile, um mich zu sammeln.
Was mach ich denn nun? Und worauf schlaf ich denn jetzt?
Im Kofferraum waren noch meine Wandersachen von der letzten Tour, also schlief ich ein paar Nächte auf meiner Isomatte. Gekocht habe ich Dosenfutter auf meinem kleinen Gaskocher und gespeist habe ich in meinem Anzug im Schneidersitz auf dem Boden meiner leergeräumten Wohnung.
Es dauerte eine Weile, bis ich mich langsam wieder fing, kalkulierte kurz, was mich der Sachschaden kosten sollte und tröstete mich mit dem Gedanken an mein überdurchschnittliches Gehalt und der

Vorstellung, dass ich mir einfach alles neu kaufen würde.
Ich fuhr zu einem nahgelegenen Möbelhändler und packte mehrere Einkaufswägen voll mit allem möglichen Zeug, was man braucht und auch nicht braucht. Suchte mir neue Schränke, ein Bett und eine Couch aus und beauftragte die Lieferung zu mir nach Hause.
Nachdem ich an der Kasse einen fünfstelligen Betrag zu zahlen hatte, verzog ich keine Miene. Als die Verkäuferin verdutzt fragte, ob ich mir sicher wäre, dass die Summe korrekt sei, antwortet ich ihr machohaft: „Ja, das wird schon so stimmen."
Das Lesegerät zeigte allerdings eine Fehlermeldung an und ich sollte mich einen kurzen Augenblick gedulden.

Nach einigen unangenehmen Minuten standen zwei Sicherheitsleute hinter mir, die mich in das Büro des Filialleiters geleiteten. Dort warteten wir nur sieben Minuten bis die Polizei eintraf. *Warum kommt die Polizei, wenn ich sie brauche eigentlich erst nachdem es zu spät ist und wegen mir stehen sie Herrschaften schon nach ein paar Augenblicken da?*

Die beiden Beamten zeigten mir ihre Ausweise, die ich so noch nicht gesehen hatte. Ich betrachtete das Zeichen auf der Marke des kleineren Beamten etwas näher. Dort war ein Globus abgebildet in

dem ein Schwert steckte, die Waage der Justitia und in kleinen Buchstaben stand dort „Interpol“ geschrieben.
Mein Herz schlug schneller, meine Beine fingen an zu zucken und ich hatte einen Kloß im Hals, wie ich es noch nicht erlebt hatte.

„Kennen Sie diese Frau, Herr Polder?“

Ich blickte auf das Foto, das mir der Beamte vor die Nase hielt.

„Ja leider.“

„Wissen Sie, was diese Frau beruflich macht?“

„Ja nichts, außer sich durchzuschnorren.“

„Das, Herr Polder, ist so nicht ganz richtig.“

Nach endlosem Verhör und einer Nacht auf dem Revier stellte sich schließlich heraus, dass mein ‚kubanischer Drache‘ sehr wohl gearbeitet hat. Nur war das alles andere als legal. Und ihre krummen Geschäfte wickelte sie allesamt über meine Kreditkarte ab. *Vielleicht hätte ich ab und an mal mein Konto checken sollen.*

Meine Kreditkarte zu sperren half mir nichts mehr, denn das Dispo war bis zum letzten Cent ausgereizt und mein Girokonto leer.
Hatte ich doch vor ein paar Wochen noch ein zumindest scheinbar perfektes Leben, hatte ich jetzt – gar nichts mehr.

Von meinem Golden Retriever und meiner Freundin, die sich als schwerkriminelle Drogendealerin in der Oberliga entpuppte, fehlen bis heute sämtliche Spuren.

TIPP

Sie können, auch ohne eine Ehe geschlossen zu haben, alles verlieren. Also achten Sie, obwohl Sie frisch verliebt sind und alles in Ordnung zu sein scheint, auf Ihre Finanzen und auf die Beziehungen zu Ihren Freunden und Verwandten.

Denn es gibt Menschen mit einer psychopathischen Persönlichkeitsstörung die sich Gaslighting nennt. Diese Menschen nehmen Ihnen unter Umständen noch viel wertvollere Dinge weg als Ihre Verwandten und Freunde. Manipulieren Sie und setzen Sie psychischer Gewalt aus, die schwerer zu ertragen ist, als ein leergeräumtes Bankkonto. Zudem können Sie durch Desorientierung und Manipulation solcher Personen Ihr Selbstbewusstsein verlieren.

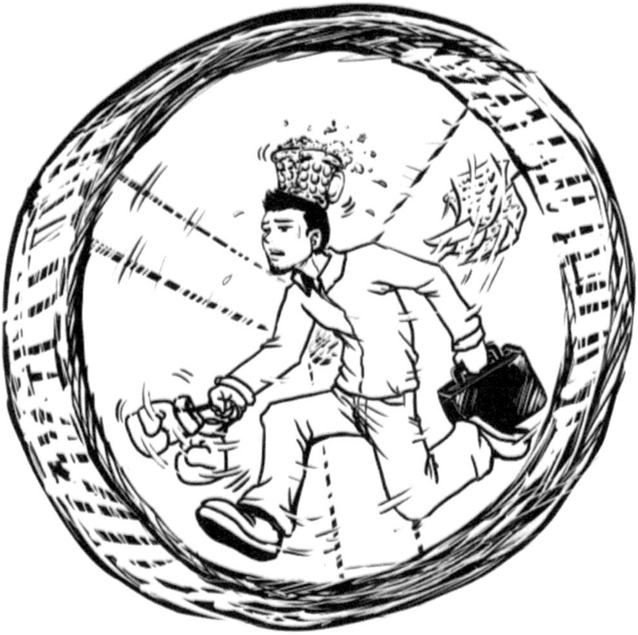

Rückblick

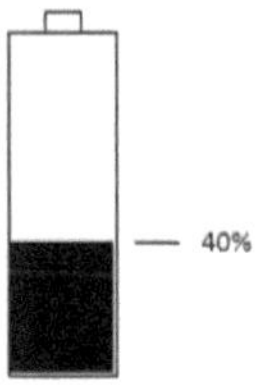

Dass mein Akku im Alter von 30 Jahren schon einmal nur zu ca. 40 % geladen war, erkannte ich nicht – bzw. wollte es erst Jahre später wahrhaben. Wie konnte es dazu kommen?

Nun, ich war 24 Jahre alt, hatte eine Handwerkerausbildung absolviert und bis hierhin sieben Jahre auf dem Bau gearbeitet. Neben diesem Job hatte ich noch viele weitere Nebentätigkeiten, um mein einfaches Leben finanzieren zu können. Auch damals schon nahm ich bei größter Hitze und Eiseskälte jede Überstunde und jeden neuen Auftrag eines Nebenjobs dankend an. Dass ich mich damit von meinen Sorgen und Problemen abgelenkt hatte, war mir damals nicht klar.

Ich stand gerade auf dem Dach eines Holzhauses, als ich mir mal wieder mit voller Wucht den Zimmermannshammer auf den Daumen schlug. Ich verfluchte gerade die ganze Welt und diese harte Arbeit, denn gemocht habe ich diese Tätigkeit nie. Sie war halt einfach gut bezahlt und ich war irgendwie ‚aufgehoben'. Ich beobachtete gerade meinen Vorarbeiter, wie er mit einem Bausachverständigen die Rohbauabnahme durchführte. Dieser Mann hatte keine dreckigen Finger und keinen blutenden Daumen und musste ‚nur' ein paar Dinge begutachten.

Das will ich auch werden.

In jenem Moment kam mir diese wahnwitzige Idee.

Ich muss einfach nur studieren, dann habe ich ein leichteres Leben!

Wenn ich mir etwas vornahm, dann zog ich es auch durch. Wie man allerdings studieren konnte, ohne einen Schulabschluss zu besitzen, wusste ich damals noch nicht. Doch der Gedanke an ein besseres Berufsleben verfestigte sich, also fing ich an zu recherchieren und alle möglichen Leute um Rat zu fragen, bis sich mir der Weg offenbarte. Durch meine Handwerkerausbildung, hatte ich bereits meinen Hauptschulabschluss nachgeholt. Und den Realschulabschuss sowie das Abitur konnte man an einer Berufsoberschule nachholen.

Also saß ich tatsächlich ein paar Monate später wieder in der Schule und freute mich über Bildung, Wissen und auf eine Zeit, die leichter werden würde. Doch es wurde nicht leichter – sondern härter. Mein Einkommen beschränkte sich auf ein paar hundert Euro BAföG, weshalb ich gezwungen war, neben der Schule weiterhin arbeiten zu gehen. Dass ich ursprünglich keinen Schulabschluss besaß und irrsinnigerweise versuchte mein Abitur nachzuholen, war von Anfang an zum Scheitern verurteilt, und dass ließen mich sowohl die Mitschüler, als auch die Lehrkräfte täglich spüren. Doch der Gedanke an die Schmach zurück auf den Bau zu gehen und mich von meinen Handwerkskollegen auslachen zu lassen, weil ich es nicht geschafft hatte, hinderte mich am Aufgeben. Obwohl 1/3 der Mitschüler, die alle besser ausgebildet waren als ich, durch die Abiturprüfungen gefallen waren, obwohl mir so viele Lehrkräfte rieten mein Vorhaben abzubrechen, bestand ich mein Abi beim ersten Versuch und schrieb mich sogar an einer Hochschule für angewandte Wissenschaften ein, um tatsächlich zu studieren.

Das Studium war nochmals eine andere Hausnummer und forderte mich mehr als nur zu 100 %. Jeden Morgen fuhr ich mit meinen drei Kommilitonen in einer Fahrgemeinschaft rund eine Stunde zur Hochschule, um dort i. d. R. von 8:00 bis 18:00 Uhr viel zu viel Stoff eingetrichtert zu bekommen. Anschließen wieder eine Stunde zurück nach Hause, kurz was gegessen, um dann einen Kilometer im Hallenbad zu schwimmen, oder zum Thaiboxen zu fahren. Wieder ab nach Hause, den Stoff vom Vortag aufgearbeitet, bzw. ab hinter eine Bar und Bier oder Holunderblütenlikör bis in die frühen Morgenstunden ausgeschenkt. In den Semesterferien konnte ich mir auch keine Auszeit gönnen, da ich keinen finanziellen Puffer hatte, also verbrachte ich wochenlang auf Baustellen und nahm wieder jede bezahlte Überstunde dankbar an, fuhr nachts noch für ein Reisebüro Klienten zu Flughäfen und versuchte mein Glück im Casino. Zwischen all den Terminen hatte ich noch jede Menge Treffen mit Freunden und Dates wie am Fließband. Während den Prüfungsphasen, saß ich wochenlang täglich von 8:00 bis 23:00 Uhr, ohne nennenswerte Pausen, über den Büchern, um gute Noten zu schreiben können.

Das Wort ‚Stress' existierte damals in meinem Wortschatz noch nicht. Dass ich oft mit Erkältungen im Bett lag, ignorierte ich und Verletzungen vom Kampfsport waren für mich Trophäen. Sagen zu können, dass ich 12 Prüfungen in 10 Tagen geschrieben hatte, erfüllte mich mit Stolz und ich erhaschte mir dabei immer ein wenig Mitgefühl von anderen.

Analyse:

Rückblickend betrachtet war mein Studium – war mein Leben hart. Doch als ich mich in diesem sich immer schneller drehenden Hamsterrad befand, bemerkte ich nicht, wie viel Energie mir dadurch geraubt wurde und wie sehr ich damit eigentlich überfordert war.

Eine Erholungsphase von den Strapazen? Fehlanzeige! Nach der letzten Prüfung fuhr ich auf direktem Wege zu einer Firma, um meine Unterschrift unter den Vertrag zu setzen, um dann am Montag darauf meinen neuen Job anzutreten.

Ich gönnte mir – nichts! Weder Spaß, noch Erholung. Ich lebte damals schon ein Leben am Limit, ohne es gemerkt zu haben.

TIPP

Die Zahl der Burnoutpatienten in jungen Jahren steigt stetig, da kann die Sonne noch so schön scheinen. Also überfordern Sie sich nicht, egal ob Sie Schüler, Student, Arbeitnehmer oder Arbeitgeber sind!

Wenn Sie noch studieren, bzw. noch im Berufsleben stecken sollten, achten Sie auf Signale wie: häufige Erkältungen, Kopfschmerzen, Tinnitus oder Schwindel und dergleichen. Das sind die Warnlämpchen Ihres Motors. Er möchte Ihnen etwas mitteilen, also ignorieren Sie es nicht einfach, sondern geben acht auf sich und akzeptieren Sie Ihre ganz persönlichen Leistungsgrenzen. Denn wenn Sie Ihren Motor permanent im roten Bereich fahren, ohne den Service machen zu lassen, werden Sie früher oder später einen Motorschaden erleiden!

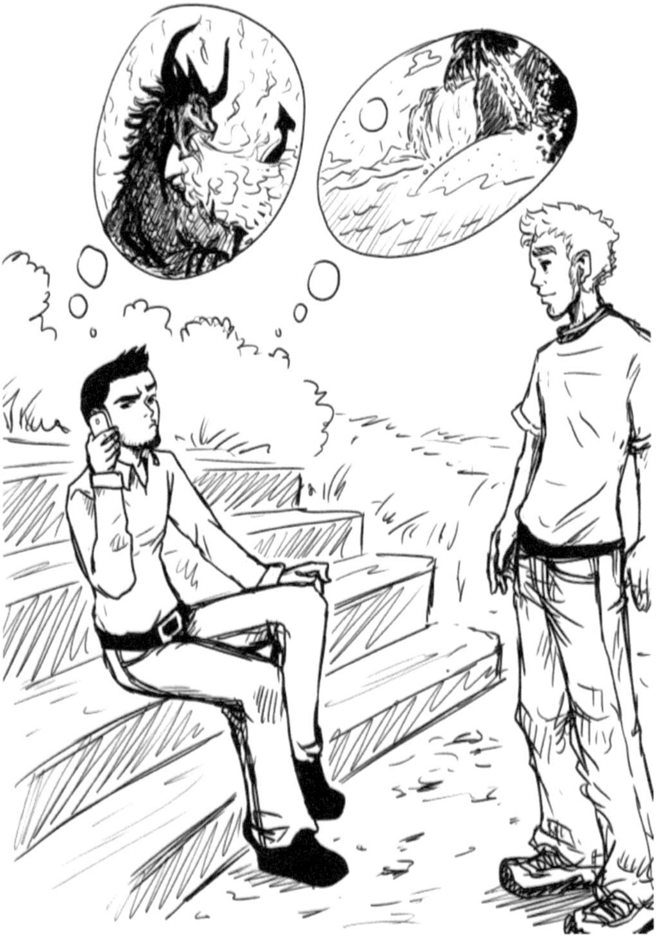

Trennungen können Leben verändern

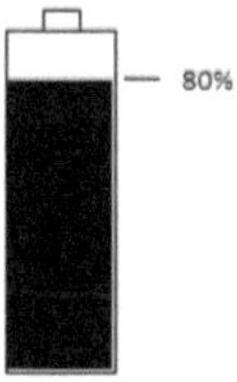

Als meine kubanische Freundin mit all meinem Besitz abgehauen war und mich mit einem leeren Konto zurückgelassen hatte, dauerte es ein paar Wochen, bis ich wieder halbwegs klar denken konnte. Diese Phase überbrückte ich, indem ich mehr Zeit im Büro verbrachte und damit, meine Wohnung wieder komplett neu einzurichten. Das dauerte eine ganze Weile, denn Sie hatte nichts, aber auch wirklich rein gar nichts zurückgelassen.

Dass ich nun 12 Stunden pro Tag arbeitete und jeden Abend Schränke zusammenbaute, Spiegel und Bilder an den Wänden anbrachte, schlauchte mich, ohne dass ich es bemerkte. Dass ich nebenberuflich noch meinen Master im Projektmanagement absolvierte, strengte mich zwar ungemein an, aber auch das zog ich, wie alles in meinem Leben, vehement durch, ohne auf mich zu achten.

Dass ich nun keinen feuerspeienden Drachen mehr zu Hause hatte, der mir mein Leben zur Hölle machte, mich schlecht behandelte und mich manipulierte, war hingegen eine große Erleichterung.

Machtlos war ich allerdings gegen die Intrigen, die sie bereits während unserer Beziehung unbemerkt eingefädelt hatte. Fast meinen kompletten Freundeskreis sowie einen Großteil meiner Familie hatte sie gegen mich aufgehetzt und belogen, sodass ich auf allen Kanälen blockiert wurde und keinen mehr erreichen konnte. Weder konnte ich meinen Kummer bei meinen Freunden loswerden, noch meine Familie um Hilfe bitten. Ich stand alleine da – so wie sie es geplant hatte.

Wieso sie mir so etwas unfassbar Böses angetan hatte, konnte ich bei aller Empathie nicht nachvollziehen, wollte aber auch nicht mehr daran denken, denn dann wurde es mir jedes Mal speiübel. Ich lenkte mich einfach durch noch mehr Engagement und Überstunden im Studium bzw. im Büro ab. Monatelang kam ich als Erster und ging als Letzter und arbeite auch Dinge ab, die nicht in mein Aufgabengebiet fielen. Mein Eifer und mein Können blieben meinem Chef nicht verborgen, weshalb er mich für eine bessere Position in unserer Schwesterfirma in Berlin vorschlug.

Meint der das ernst? Das ist ja eine Megachance! Die darf ich mir nicht entgehen lassen.

Die Stelle, die einen Karrieresprung, höheres Gehalt und mehr Einfluss bedeutete, wollte ich nun unbedingt haben und konnte wochenlang an nichts anderes mehr denken. Ich bewarb mich noch am selben Abend per E-Mail. Mein betagter Chef, der mir gegenüber immer wohlwollend war, heiterte mich einmal mehr auf.

„Herr Polder, Sie sind so gut wie eingestellt, machen Sie sich keine Sorgen."

„Meinen Sie wirklich? Ich bin mir da nicht so sicher. Das ist schon ein großer Karrieresprung."

„Ja sicher. Und die Endstufe Ihres Gehaltes werden Sie dort nie erreichen, denn wenn die dort sehen, wie Sie arbeiten, werden Sie vorher nochmal befördert."

Das ist mein Katapult! Ein riesen Schritt nach vorne!

Ein paar Tage später, ich saß gerade mit Flo, einem der wenigen verbliebenden Freunde, auf einer Steintreppe unseres Campus' und genoss die Sonne, als mein Telefon klingelte.
Es war die Schwesterfirma.
Flo war mindestens genauso gespannt wie ich, was sie wohl sagen würden, wenn ich nur endlich ranginge.
Sollte es wirklich sein?

Sollte ich diesen Mega-Job tatsächlich bekommen? So viel Glück hatte ich bisher noch nie. Ich werde richtig erfolgreich Karriere ma…

„Jetzt geh endlich ran!", riss mich Flo aus meinen Gedanken.
Ich nahm ab und konnte die Antwort nicht fassen. Ich hatte es geschafft. Ich hatte meinen Traumjob tatsächlich bekommen.

Der Erfolg steht vor der Tür, also hol´ ihn dir!

Ohne weitere Gedanken an das, was alles auf mich zukommen könnte, zu verschwenden, nahm ich den Job an.

Die Formalitäten dauerten nur wenige Tage und mein Wechsel ins Paradies erfolgte schon ein paar Wochen später.

Also zerlegte ich alle frisch aufgebauten Möbel, hängte die Bilder und Spiegel wieder ab, packte ein paar wenige Kartons, denn viele Sachen hatte ich noch nicht kaufen können und zog schon kurze Zeit später nach Berlin.

Berlin. Auf das Abenteuer bin ich gespannt. Wie werden die Leute wohl sein und meine Aufgaben?

Ohne zu ahnen, was alles auf mich zukommen sollte, zog ich los und ließ mein altes Leben hinter mir.

Analyse:

Durch die Kubanerin und den Umzug nach Berlin, der in dieser Situation ein Strohhalm der Hoffnung war, verlor ich wieder alles, ohne mir dessen bewusst gewesen zu sein. Hatte ich doch noch wenige Wochen vorher alles, was ich mir erträumt hatte, in kürzester Zeit verloren:

- Viele Freunde
- Einen Großteil meiner Familie
- Meine Hobbys und
- Meine Partnerin

Zudem gab ich mein gewohntes Umfeld auf und beraubte mich meines Vorteils, was die örtliche Nähe zur Hochschule anging, in der ich noch ein ganzes Jahr studieren sollte. Ich rannte dem neuen Job so sehr hinterher, dass ich gar nicht bemerkte, dass wegen einer Trennung mein ganzes Leben, wie ich es kannte, zerstört war.

TIPP

Blind vor Liebe zu sein, kann einen Menschen komplett zerstören! Personen wie mein kubanischer Drache ernähren sich vom Leid anderer und ziehen ihre Pläne skrupellos durch. Wenn Sie in eine ähnliche Situation geraten sollten, handeln Sie nicht überstürzt und selbstlos, sondern überlegen Sie in Ruhe:

- Was ist gut für mich?
- Ist der nächste Schritt der beste für mich?
- Unterstützt mich mein soziales Umfeld bei meiner Entscheidung?
- Bleibe ich mir selbst treu, oder verbiege ich mich für den neuen Job?
- Gehe ich positiv in eine neue Richtung, oder flüchte ich vor der Situation und vor mir?

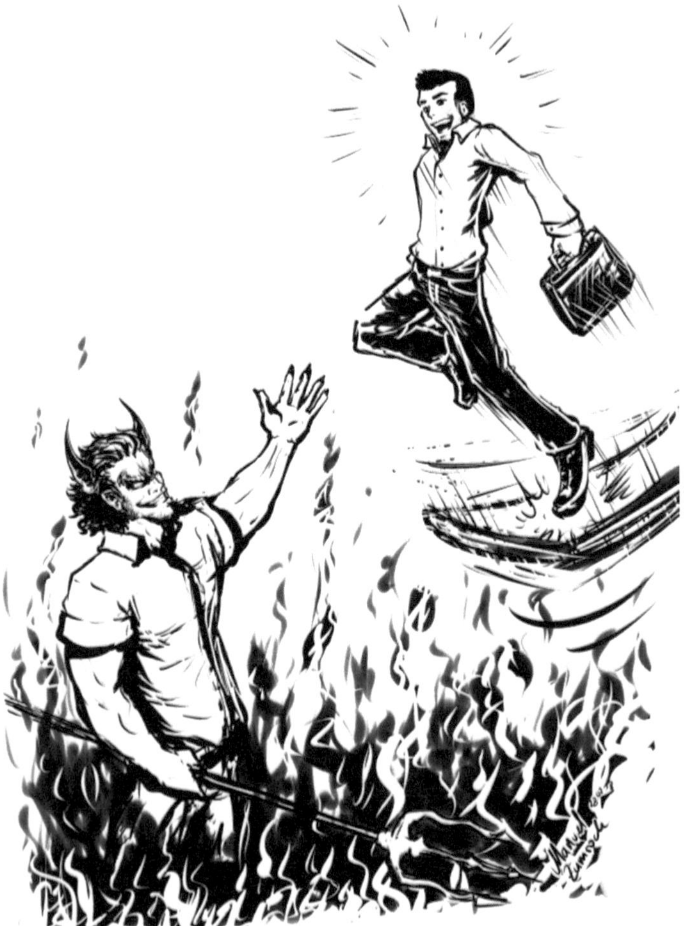

Mein Sprungbrett in die Hölle

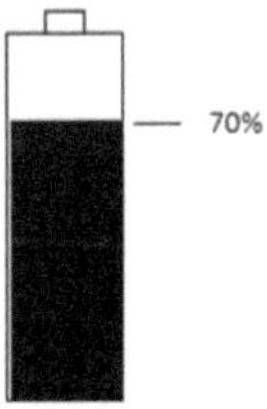

Als ich an meinem ersten Arbeitstag über den Campus des Firmengeländes der Schwesterfirma in Berlin lief, merkte ich nach wenigen Augenblicken, dass hier ein ganz anderer Wind wehte. Hier wuselten lauter junge Leute in schicken Anzügen bzw. Kostümen herum, hielten in der einen Hand ihr Smartphone, um mit der anderen Hand auf dem Tablet noch eben eine E-Mail abzuschicken. Alle wirkten wichtig und gestresst, sprachen Englisch und hatten dieses Gewisse Feuer in sich.
Als ich pünktlich und wie vereinbart um 10:00 Uhr im Büro meines Chefs eintrat, verschwand meine Euphorie, ab jetzt zur Elite zu gehören, augenblicklich.

„Was fällt Ihnen ein, so spät hier aufzukreuzen? Ich wollte gerade eine Vermisstenanzeige aufgeben“, ranzte mich mein neuer Chef an.

„Aber Sie sagten doch, dass ich erst um 10:00 Uhr hier sein soll.“

„Sie behaupten also im Ernst, ich wüsste nicht mehr, was ich mit Ihnen ausgemacht habe? Reißen Sie sich bloß zusammen Herr Polder, ansonsten sind Sie hier schneller weg, als sie hergekommen sind!“

Nach dem Anschiss lächelte er, als wäre überhaupt nichts gewesen und stellte mich den vielen Kollegen, sowie meinem Paten Peter vor. Er war derjenige, der mich einarbeiten sollte, also hörte ich ihm gespannt zu und freute mich auf neues Wissen. Nach ein paar Stunden, wir machten gerade Mittagspause, überlegte ich mir, was ich schon alles von Peter gelernt hatte. *Mhhh – da fällt mir aber nicht viel ein. Liegt das an mir? Komme ich nicht mit, oder was ist los?*

Nach der Pause versuchte ich meine Müdigkeit zu ignorieren, denn bis Berlin fuhr ich fast 6 Stunden und war dementsprechend schon lange auf den Beinen. Doch bei jedem Satz, den Peter aussprach, dachte ich mir:

Spricht der ne andere Sprache? Woran liegt denn das, dass nichts von dem, was er sagte, bei mir ankommt?

Ich konzentrierte mich, starrte auf seine Lippen und sah, dass sie sich bewegten. Auch hörte ich Worte, aber verstanden habe ich nur bla… bla… bla…

Es war zum Verrücktwerden. Peter war einer von der Sorte Mensch, die nichts sagten, während sie sprachen. Das aber mit absoluter Überzeugung und sicherem Auftreten, bei völliger Ahnungslosigkeit.

Und dennoch war Peter das ‚Beste Pferd im Stall' dieser Abteilung. Nach ein paar wenigen Tagen, statt ein paar Monaten wie vertraglich vereinbart, sagte Peter:

„So, da du ja eine schnelle Auffassungsgabe besitzt, darfst du gleich morgen früh schon nach Rumänien fliegen, um deinen ersten Auslandseinsatz abzuwickeln. Das ist eine große Ehre, wenn man schon so früh seinen ersten Auftrag bekommt."

Adrenalin schoss mir durch die Gefäße, meine Augen waren weit aufgerissen und mein Puls erhöhte sich. Auf der einen Seite freute ich mich auf die bevorstehenden Auslandseinsätze, auf der anderen Seite wusste ich doch noch gar nicht, was ich dort machen sollte, denn einen konkreten Auftrag hatte ich von Peter noch nicht bekommen. Auch hatte ich noch keinerlei Einarbeitung genossen.

„Mach dir keine Sorgen, ich fliege ja mit dir", beruhigte mich Peter.

Na Gott sei Dank, ich dachte schon ich bekomme einen Herzinfarkt.

Abends gegen 19:30 Uhr verließen wir gemeinsam das Büro.

„Du Peter, ist das eigentlich normal, dass wir täglich von 8:00 – 19:30 Uhr arbeiten?"

„Nein, nein, das ändert sich nach der Weihnachtszeit, denn dann ist die ruhige Phase vorbei.“

Ich wusste nicht ob Peter gerade einen Scherz machte oder es ernst meinte, war in dem Moment aber einfach nur froh, dass ich auf dem Weg in meine Wohnung war. In meinem neuen Heim angekommen, hatte ich weder Energie, um Kartons auszupacken, noch irgendwelche Schränke aufzubauen. Ich fiel einfach mitsamt dem Anzug ins Bett und schlief die ganze Nacht durch.

Analyse:

Wie viele Kollegen wollte auch ich mir keine Blöße geben und tat so, als würde mir das alles nichts ausmachen. Auch wollte ich es selbst nicht wahrhaben, dass mich so ein ‚bisschen' Arbeit erschöpfen könnte, denn als Handwerker arbeite ich mindestens genauso viel. Aber die Kopfarbeit, die Verantwortung, der Druck, der deutlich zu spüren war und das Gefühl, dass Peter mir gegenüber nicht wohlwollend und ehrlich war, machten mir enorm zu schaffen. Zu den langen Tagen im Büro kamen noch jeweils morgens und abends eine Stunde Anfahrt im Berliner Berufsverkehr dazu, nach der Arbeit noch der Einkauf und der Haushalt. Ich stand von morgens 6:30 Uhr bis abends um 24:00 Uhr unter Dauerstrom und hatte keine Stunde Zeit zum Erholen oder gar genießen. Schlafstörungen wurden zur Routine.

TIPP

Egal was Sie in eine solche Situation getrieben hat. Ob Geldgier, Arbeitswut, der Wunsch nach Beförderung, falsche Versprechungen, oder die Flucht vor Ihrem bisherigen Leben.
Egal wie sehr eingespannt und gestresst Sie sind, nehmen Sie sich abends Zeit für sich, seien Sie ehrlich zu sich selbst und analysieren Sie:

- Will ich all den Stress in Kauf nehmen, nur des Geldes wegen?
- Halte ich den Druck auf Dauer aus, oder mache ich mir nur was vor?
- Ist ‚Karrieremachen' es wert, dass ich meine komplette Freizeit und somit Lebensqualität dafür opfere?

Jeder Mensch hat unterschiedliche Belastungsgrenzen.
Erkennen Sie Ihre!

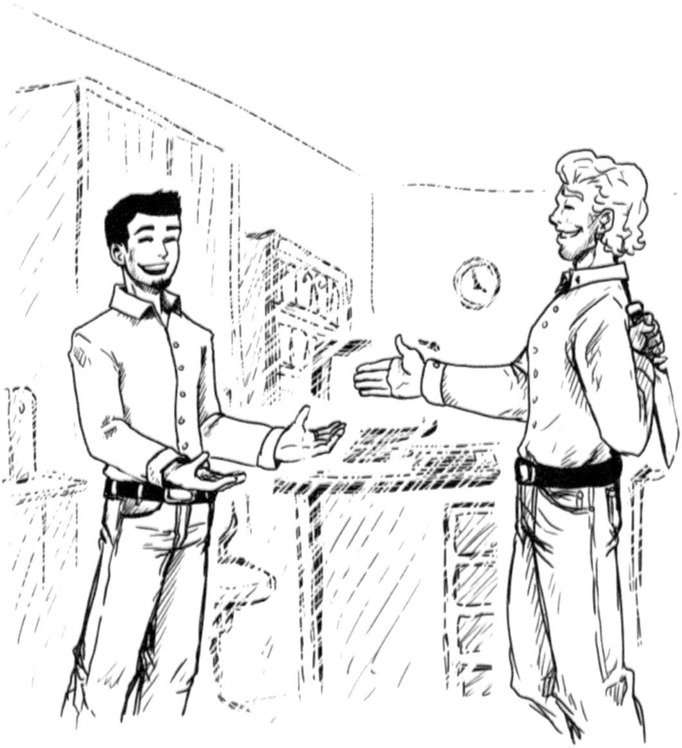

Stress ist pures Gift

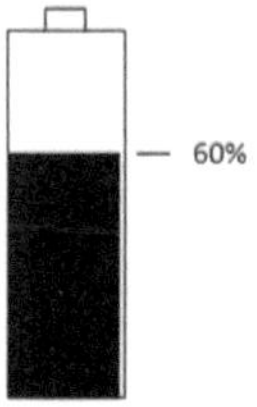

Abflug war um 7:15 Uhr, also klingelte der Wecker um 3:00 Uhr. Rechtzeit kam ich am Flughafen Berlin-Tegel an und erwartete, dass Peter und ich die einzigen Fluggäste seien, doch weit gefehlt. Der Flughafen war voll mit Geschäftsmännern und eleganten Frauen in Kostümen, die alle nur mit Handgepäck reisten. *Die haben wohl auch alle einen Termin in Rumänien und fliegen bald wieder zurück*. Ich sah mir die Leute näher an, blickte in ihre Gesichter und beobachtete, was Stress mit der Haut, den Haaren, der Körperhaltung und den Gesichtszügen anstellen kann.

So will ich niemals aussehen!

Ich blickte auf die Uhr und fragte mich, wann Peter wohl auftauchen würde.

Soll ich ihn anrufen? Ist das nicht zu früh, um jemanden anzurufen? Auf der anderen Seite muss er ja wach sein, zumindest sollte er das. Ich rief ihn an, aber er ging nicht ran. Ich schrieb eine E-Mail, aber auch die blieb unbeantwortet. Mein Puls erhöhte sich, als das Boarding startete und Peter immer noch nicht zu sehen war. Ich versuchte ihn noch ein paar Mal zu erreichen, doch ohne Erfolg, also hob der Flieger mit mir, aber ohne Peter ab.

Was mach ich denn, wenn ich in Bukarest angekommen bin? Holt mich jemand ab? Wo muss ich hin? Wer ist in dem dortigen Büro mein Ansprechpartner? Sprechen die Kollegen dort nur Rumänisch oder Englisch? Und was mache ich dort überhaupt?

Blanke Panik beherrschte mich, denn Peter, mein Pate, hatte alle Unterlagen, kannte dort jeden Kollegen und wusste, welchen Auftrag wir dort zu erledigen hatten. Mir hingegen wurde nichts, aber auch rein gar nichts mitgeteilt.

Nach der Landung, ich schaltete gerade den Flugmodus aus, als das Telefon schon klingelte. Es war ein rumänischer Kollege, der halb Englisch, halb Rumänisch sprach und mir versuchte mitzuteilen, wo ich hinmusste. Also folgte ich den Anweisungen, nahm mir einen Mietwagen und fuhr anhand einer Straßenkarte durch die Millionenstadt. Die Straßen waren eine Katastrophe, der Verkehr eine Herausforderung und Passanten nach dem Weg zu fragen ein Ding der Unmöglichkeit.

Hätte ich doch nur mein Navi mitgenommen. Wo ist das überhaupt? Ach ja, das hat meine Ex ja auch geklaut.

Nach gut zwei Stunden kam ich endlich am Büro an. Dort wartete schon die ganze Abteilung in einem Meetingraum auf mich.

Wieso haben die das Meeting nicht schon einfach ohne mich angefangen? Ich bin doch eh nur Gast hier.
Alle starrten mich erwartungsvoll an. Nach einer gefühlten Ewigkeit durchbrach der Abteilungsleiter das Schweigen.

„Wann wollen Sie nun schließlich beginnen mit Vortrag?“

Zu meiner Erleichterung sprach der Abteilungsleiter ein bisschen Deutsch, doch das half mir in dem Moment nicht über meine Angst hinweg, die durch meinen Körper fuhr.

„Sie sich haben nicht gut bereitet vor? Peter sprach, dass Sie alle Unterlagen haben bei sich und ein erfahrener Kollege bist.“

Ich erklärte den Kollegen, dass dies mein zweiter Arbeitstag war, ich Peter nur zur Einarbeitung begleiten sollte und ich keine Ahnung hatte, was der Auftrag hier sein sollte. Sie stellten mir ein paar Fragen über die Anwendung von Projektmanagementtools und wie man das Controlling in dieser Abteilung optimieren könnte. Nach einem kurzen Blick in die erwartungsvollen und teilweise grimmigen Gesichter, nahm ich meinen privaten Laptop aus meinem Handgepäck und öffnete ein paar Ordner aus dem Masterstudium. Ich erklärte den rumänischen Kollegen alles was ich wusste, was mir einfiel und berichtete von meinen Erfahrungen, die

ich in anderen Firmen bereits gemacht hatte. Ich schwitzte und war nervös bis zum Anschlag, doch zu meiner Überraschung waren die Kollegen schwer begeistert von mir und meinem Wissen. Erleichterung überkam mich und ein komisches Stechen im Magen. *Was mag das nur sein? Warum habe ich denn nur solche Schmerzen?*
Ein Blick auf die Uhr verriet mir den Grund. Es war bereits 21:00 Uhr und ich hatte nur einen Müsliriegel in aller Herrgottsfrühe gegessen. Getrunken hatte ich nur Kaffee und sonst gar nichts.

Analyse:

Dass Peter mich so ins offene Messer laufen ließ, war ein Vertrauensbruch, der mir schwer zu schaffen machte. Auch wenn die rumänischen Kollegen am Ende des Tages von mir und meiner Arbeit begeistert waren, konnte ich nicht fassen, wie man einen neuen Kollegen so mies behandeln konnte.
So leidensfähig und belastbar ich auch zu sein glaubte. Tage, die um 3:00 Uhr begannen und bis spät in die Nacht dauerten, machten mich fertig. Mein Biorhythmus, den ich sonst so sehr aufrechterhielt, war durch die Hektik und den Stress zerstört worden.
Kopfschmerzen, Hunger und Müdigkeit begleiteten mich immer häufiger, denn um Grundbedürfnisse wie Essen, Trinken oder Schlaf ausreichend zu befriedigen, war in dieser Firma keine Zeit mehr.

TIPP

Sollten Sie in Ihrer beruflichen Laufbahn einem narzisstischen Kollegen wie Peter begegnen, nehmen Sie sich in Acht. Entschuldigungen und Erklärungen am laufenden Band sind entweder Unvermögen seine Aufgaben zu erledigen oder schlichtweg gelogen.

Peter war einer der Sorte Mensch, über den man sagen würde: „Der geht über Leichen." Oder: „Der lässt Kollegen über die Klinge springen."

Denn Peter sicherte sich nicht durch Arbeitsleistung seinen Platz in dieser Abteilung, sondern durch ‚Reden ohne was zu sagen' und ‚dem Ausstechen von Kollegen'.

Je schneller Sie solche Menschen durchschauen und lernen mit ihnen umzugehen, desto weniger Stress und persönlichen Schaden haben Sie am Ende!

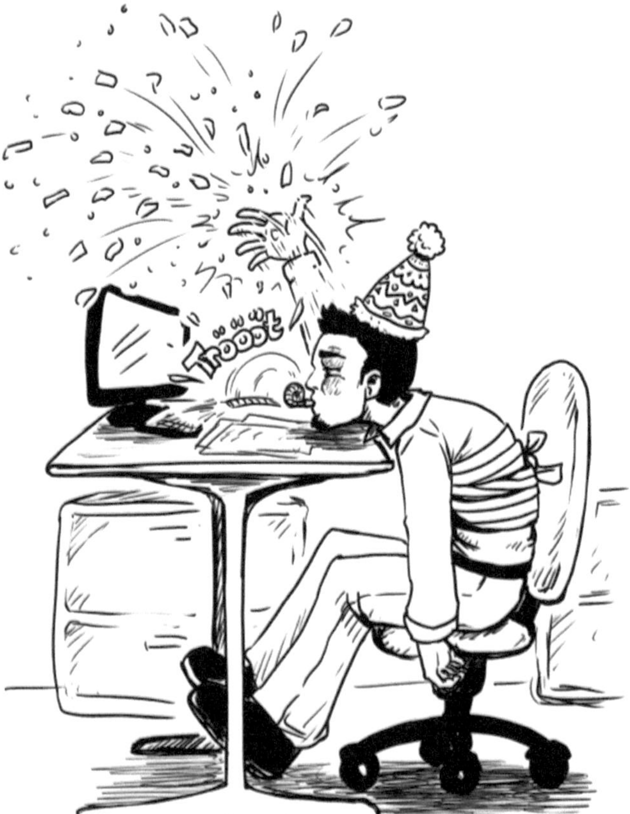
Trooot

Erfolge soll man feiern

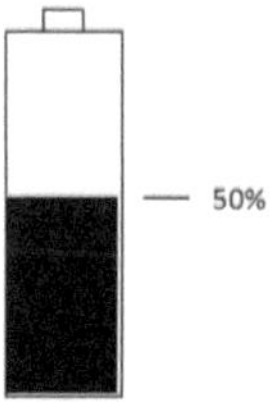

Nach meinem ersten Meeting im rumänischen Büro unserer Firma ließ mich der Abteilungsleiter so schnell nicht mehr gehen. Also Rückflug storniert, ein paar Telefonate geführt, und mir meine Anzüge hinterherschicken lassen. Und da stand ich nun – in Rumänien, statt in Berlin.

Wer hätte das gedacht. Eigentlich wollte ich doch Berlin unsicher machen, und nun soll ich für ein halbes Jahr in Bukarest bleiben? Oh Mann. Na ja, was will man dazu sagen – dann mache ich halt das Beste daraus.

Nach kurzer Zeit hatte ich mich schon mit ein paar rumänischen Kollegen angefreundet, was mir das Leben dort sehr viel leichter machte. Und nachdem ich in einem Karriereratgeber gelesen hatte, dass man Erfolge auch feiern muss, ging ich mit meinem Lieblingskollegen in einen Club in Bukarest. Wir tanzten, lachten und tranken viel. Aber das Schönste war, dass ich mal wieder so richtig Spaß hatte und nicht nur über Arbeit oder meine Ex nachdachte. Ich vergaß für einen Abend alle Sorgen und genoss das Leben.

Es war 2:29 Uhr, als wir beide den Club verließen und zum Auto liefen. Der Weg war nicht sehr weit, nur über die Straße und bis zum Ende des Parkplatzes.

Ganz schön kalt hier – Naja kein Wunder, es ist Winter und ein Jacke habe ich auch keine an.

Nach ein paar Metern verstummte der Lärm, der aus dem Club zu hören war. Auch die Lichter verblassten, sodass ich kaum noch etwas erkennen konnte. Ich zog mein Smartphone heraus, um uns den Weg zu leuchten, als ich vier Typen bemerkte, die hinter uns herliefen. Ich machte gerade das Licht vom Smartphone an, als ich einen heftigen Schlag am Hinterkopf spürte. Ich ging hart zu Boden, fasste mir an den Kopf, spürte wie mein warmes Blut durch meine Finger floss und sah, wie es auf den dreckigen Schnee tropfte. Kurz vor der Ohnmacht sah ich, wie sich zwei der Männer über meinen Kollegen hermachten und ihn mit einer Eisenstange und Ketten zu Boden schlugen. Dann knipste mir ein Tritt mit schwerem Stiefel ins Gesicht endgültig die Lichter aus.

Aufgewacht bin ich in einem Krankenhaus. Ich befand mich anscheinend immer noch in Bukarest, denn was die Krankenschwestern sagten, verstand ich nicht. Jeder Atemzug versetzte mir einen heftigen Stich in meine gebrochenen Rippen. Meine Nase war ebenfalls gebrochen, sodass ich nur durch den Mund atmen konnte und mein Kopf tat so

weh, als hätte mir jemand einen Baseballschläger darüber gezogen.
Nach ein paar Tagen konnte ich langsam aufstehen und ging in das Zimmer gegenüber, um meinen Kollegen zu besuchen. Ihn hatte es weitaus schlimmer erwischt als mich, denn sein Gesicht war nicht wiederzuerkennen. Anhand der Klamotten, die auf dem Stuhl neben seinem Bett hingen und dem Tattoo auf seinem Unterarm wusste ich aber, dass er es war. Er lag noch wochenlang im Koma.
Ich versuchte das Büro in Berlin zu erreichen, hatte aber kein Smartphone mehr und auch mein Portemonnaie mit den Visitenkarten war gestohlen worden. Mit zugeschwollenem Gesicht und schmerzenden Rippen schleppte ich mich aus dem Krankenhaus und irrte so lange durch die Straßen, bis ich ein Internetcafé und ein Telefon fand. Ich rief sofort im Büro an und verlangte meinen Chef.

„Herr Polder, was fällt Ihnen ein, sich tagelang nicht bei mir oder Peter zu melden? Wenn Sie so weitermachen, riskieren Sie eine Abmahnung!“, brüllte mein Chef ins Telefon.

„Was machen Sie denn überhaupt dort in Rumänien? Sie haben mir noch keine nennenswerten Ergebnisse geliefert!“

Als ich versuchte ihm zu erklären, was passiert war und dass ich zurück nach Deutschland wollte, fing er an zu lachen.

„Ich habe ja schon viel gehört, aber das ist ja wohl die erbärmlichste Ausrede für Versagen, die ich jemals gehört habe!"

Ich hörte ein Klicken und stand sprachlos in diesem heruntergekommenen Internetcafé in einem fremden Land, ohne Ausweis ohne Smartphone und ohne Klamotten. Ich zermarterte mir den Kopf, was ich denn in meinem Zustand machen sollte, bis mir der Gedanke kam, dass ich eine Auslandskrankenversicherung abgeschlossen hatte. Also schnell die Nummer gegoogelt, angerufen und zu meinem Glück reichte es aus, mein Geburtsdatum zu nennen. Es dauerte nicht lange, bis ein Hubschrauber kam und mich nach Berlin geflogen hatte.

Ich ließ mich in einem Berliner Krankenhaus durchchecken und verließ es dann wieder – gegen den Rat des Oberarztes.

Eine Woche lang lag ich zu Hause auf der Couch, bis mir die Decke auf den Kopf fiel und ich wieder ins Büro ging, um die ganz normalen mindestens 60 Stunden pro Woche abzuleisten.

Analyse:

Auf das ‚Warum' mir so etwas passiert ist, gehe ich noch im Kapitel ‚Die Reise' ein, aber dass ich bereits nach kürzester Zeit wieder ins Büro ging und so tat, als würde ich das alles mit links wegstecken, hatte seine Gründe. Es war zum einen die Angst den Job zu verlieren, wenn ich mich länger krankschreiben lassen würde und zum anderen mangelnde Selbstliebe. Denn zum damaligen Zeitpunkt konnte ich mich selbst nicht leiden. Warum und dass das so war, wusste bzw. erkannte ich nicht. Aber irgendwas in mir verlangte Anerkennung durch Vorgesetzte und Kollegen. Bewunderung durch hervorragende Leistungen war wie eine Art Sucht geworden. Und dafür tat ich alles, ohne Rücksicht auf mich selbst zu nehmen.

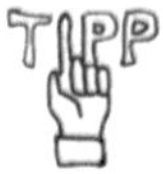

Sollten Sie sich ebenfalls mit schweren Verletzungen, Grippe, Schnupfen, Kopfschmerzen, Migräne oder sonstigen Krankheiten zur Arbeit schleppen, hinterfragen Sie sich einmal selbst:

- Ist mir die Anerkennung meiner Chefs und Kollegen wichtiger als meine Gesundheit?
- Warum tue ich mir das an, obwohl mein Körper doch so offensichtlich nach einer Pause schreit?
- Was könnte der wahre Ursprung für häufige Krankheiten sein?

Je eher Sie anfangen, einen objektiven Blickwinkel für Ihr Leben zu entwickeln, desto früher können Sie aus der Erschöpfungsspirale austreten. Egal in welchem Stadium der Erschöpfung Sie sich gerade befinden!

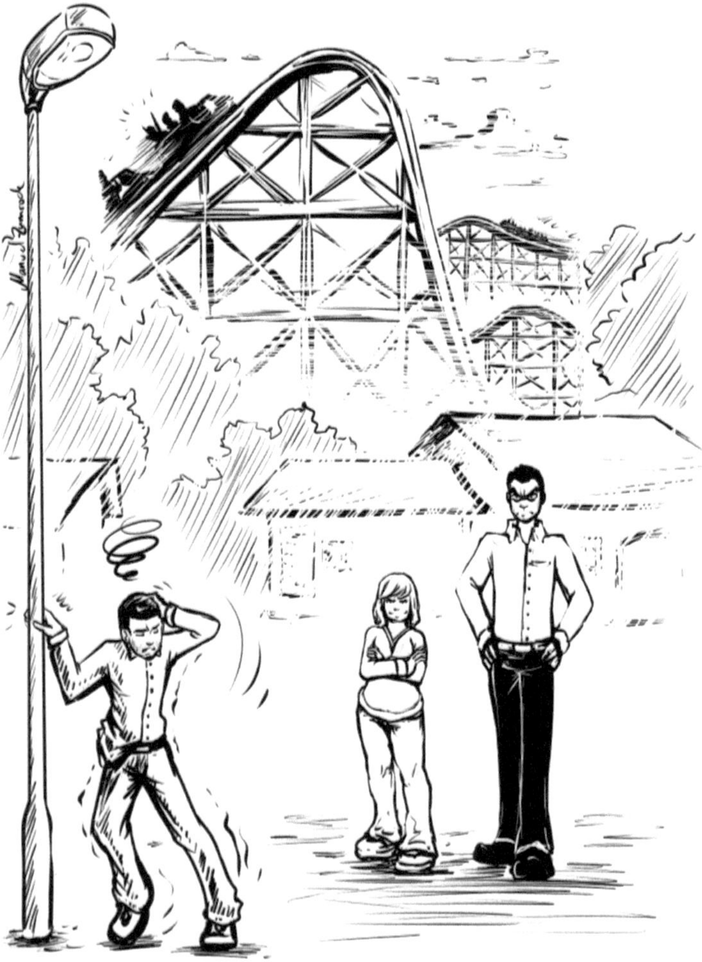

Eine Achterbahnfahrt, die Spuren hinterließ

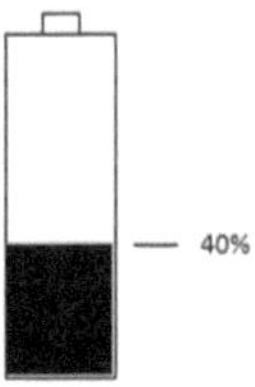

Als ich wieder im Büro saß, wunderte ich mich ein wenig, dass so viele Kollegen plötzlich an meiner Tür klopften. Ich war Gesprächsstoff Nummer eins geworden. Jeder wollte meine Verletzungen sehen und die Geschichte dazu hören. Dieser Trubel hielt allerdings nur zwei Tage an, danach war wieder alles wie zuvor: Hektisch, laut und unkoordiniert.

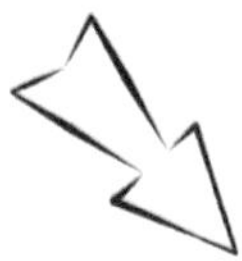

Einige Wochen vergingen. Meine Einarbeitung durch Peter wurde fortgesetzt, bestand aber lediglich aus „Guten Morgen“, „Mahlzeit“ und „Bis morgen“, was sehr enttäuschend war, denn er brachte mir nichts, aber auch rein gar nichts bei.

Dafür lief es mit meiner Auszubildenden, die 17 Jahre jung war, umso besser. Sie engagierte sich, war neugierig und wollte von meinen Erfahrungen profitieren. Ich brachte ihr alle relevanten Dinge bei, schulte sie in den Programmen und unterrichtete sie im Projektmanagement. Es entstand eine wunderbare kollegiale Freundschaft, die mir die

Arbeit erleichterte und mich gern ins Büro gehen ließ. Als ich auf Terminen war, konnte ich mich auf sie verlassen, denn sie setzte das Erlernte genau so um, wie ich es brauchte. Während wir bis spät abends im Büro die Pläne und Exceltabellen bearbeiteten, flirtete sie mit mir ein kleines bisschen, was ich nett fand, mehr aber auch nicht, denn der Altersunterschied, war einfach viel zu groß. Dennoch versüßte es mir den Büroalltag.

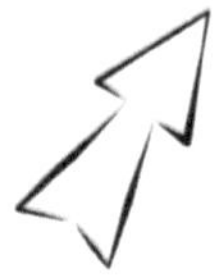

Von Peter, der mir im Büro gegenübersaß, hörte ich immer häufiger das Wort ‚Zertifizierungssystem'. Täglich telefonierte er mit irgendwem und immer wieder hörte ich ‚Zertifizierungssystem', ‚Zertifizierungssystem', was ich zunächst ignorierte, da ich der Meinung war, dass er mich informieren wird, sofern es für mich ebenfalls relevant werden würde. Täglich, über mehrere Wochen, las er in einem dicken Ordner, den er abends in seinen Schrank einsperrte. Und immer wieder hörte ich dieses Wort ‚Zertifizierungssystem'. Als ich ihn fragte, was das sein sollte und ob ich auch damit zu tun haben könnte, antwortete er, dass das nichts Wichtiges sei und mit mir nichts zu tun haben würde.

Ein paar Tage später sagte er mir, dass wir einen Termin mit einem wichtigen Mann aus der Konzernzentrale über ein Zertifizierungssystem haben, der in einer Stunde anfangen würde. Wütend machte ich ihm Vorwürfe und bestand darauf, dass er mich über das Zertifizierungssystem informieren sollte.

Doch Peter antwortete darauf, dass er keinen blassen Dunst von dem Zeug habe und er genauso unvorbereitet in den Termin gehen würde wie ich. Erleichtert über die Aussage ging ich unvorbereitet in den Termin und riss meine Augen staunend auf, weil ich nicht fassen konnte, was da gerade passierte. Peter hatte den halben Ordner inklusive Details auswendig runtergebetet und hatte damit den wichtigen Mann aus der Konzernzentrale schwer beeindruckt.

„Peter, du bist definitiv ein Beförderungskandidat.“

Ich dagegen saß ahnungslos und wie ein Anfänger im Besprechungsraum und durfte mir noch anhören, dass ich schlecht vorbereitet in den Termin gekommen sei und ich mich besser organisieren sollte, um alles zeitlich unter einen Hut zu bekommen.

Ach deshalb telefonierte er immer, wenn ich nicht in unserem Büro war. Und den Ordner sperrte er jeden Abend in den

Schrank, damit ich nicht darin lesen konnte. Er will also unbedingt befördert werden und sticht jeden aus, der ihm in die Quere kommt.

Meine Rippenbrüche verheilten langsam, die chronischen Kopfschmerzen und der belastende Tinnitus verblassten allmählich. Von völliger Genesung war ich zwar weit entfernt, dennoch konnte ich mich auch über die kleinen Erfolge des Heilungsprozesses freuen. Ich fing wieder an spazieren zu gehen und traute mich auch wieder ins Fitnessstudio, um ganz langsam fit zu werden.

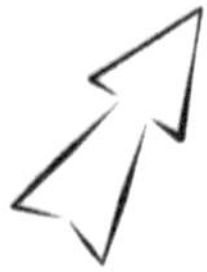

Analyse:

Damals war ich mir dessen, was ich mir dort antat, nicht bewusst. Selbst wenn mir jemand meine Situation veranschaulicht hätte, ich hätte es wahrscheinlich nicht wahrhaben wollen.
Ich schleppte mich schwer verletzt ins Büro und wurde Opfer von Mobbing, denn Peter machte jedem, der ihm gefährlich werden könnte, das Leben zur Hölle, um seine Konkurrenz loszuwerden.
Ich akzeptierte die ewig langen Arbeitszeiten, ertrug Stress und Mobbing unter großen körperlichen Schmerzen und verzichtete auf Genesung. Und das, weil ich Angst hatte meinen Job zu verlieren, wenn ich mich krankschreiben ließ. Und weil ich nach Anerkennung strebte, die zwar ausblieb, ich aber die Hoffnung nicht aufgeben wollte.

TIPP

Ihre Gesundheit ist eines der wichtigsten Dinge in Ihrem Leben, also tun Sie sich so etwas nicht an!

Handeln Sie entsprechend!

Kein Gehalt und kein Lob von ‚außen' sind es wert, seine Gesundheit zu ruinieren.

Fragen Sie sich:

- Was habe ich von 300.000,- € auf dem Konto und dem Jaguar vor der Tür, wenn ich so krank werde, dass mein bisheriges Leben vorbei ist?
- Wie lange noch werde ich dem ausbleibenden Lob meiner Vorgesetzten hinterherrennen?
- Führe ich ein beneidenswertes oder ein bemitleidenswertes Leben?

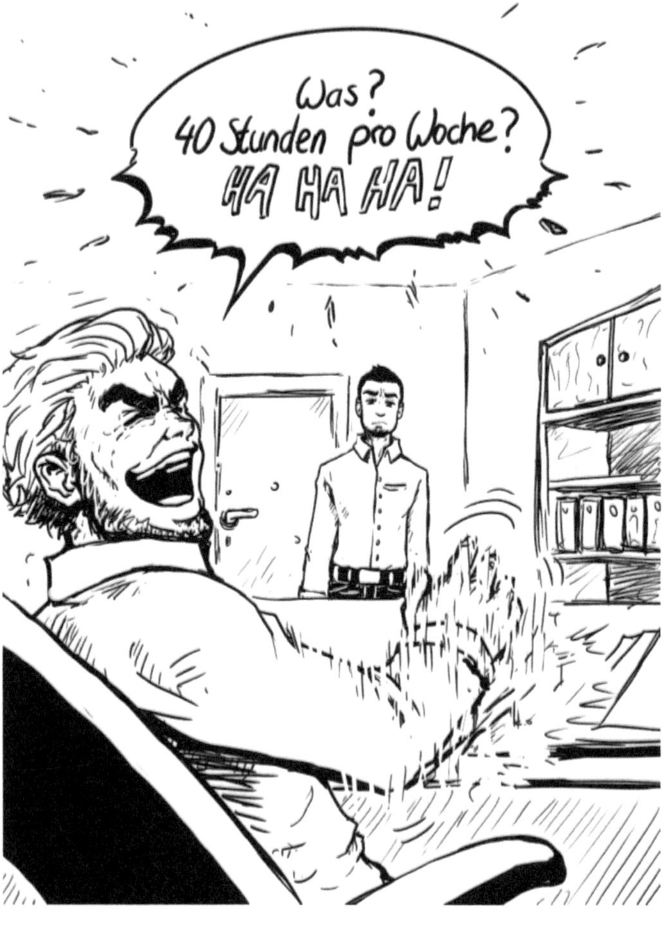
Was?
40 Stunden pro Woche?
HA HA HA!

Unmenschlich viele Überstunden

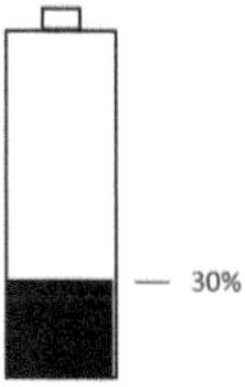

Es war 21:00 Uhr, als ich total übermüdet in meinem Laptop starrte und nur noch die diese eine E-Mail schreiben wollte. Ich sah mich um und stellte fest, dass ich wieder mal einer der wenigen Verbliebenen im Büro war. Alle anderen fuhren bereits um 17:00 Uhr nach Hause zu ihren Familien. *Irgendwie nervt mich das schon langsam. Bei der vorherigen Firma habe ich jede Überstunde bezahlt bekommen und nun sitze ich hier jeden Abend mindestens bis 21:30 Uhr und bekomme keinen Cent mehr bezahlt.*

Ich spürte eine eigenartige Leere in mir, die ich mir nicht erklären konnte. Es erfüllte mich plötzlich nicht mehr, so lange zu arbeiten, hatte aber keine Ahnung warum. Ich fing an eine Excel-Tabelle zu erstellen, um meine Überstunden aufzulisten. Das Ergebnis war erschreckend, also rechnete ich es mehrfach nach, da ich es nicht glauben konnte. Aber es stimmte.
Um den Berg an Arbeit, den ich aufs Auge gedrückt bekam, bewältigen zu können, fing ich seit Monaten früher an als sonst, hörte später auf als bisher und reduzierte meine Mittagspause

um 50 %. Ich arbeitete 15 Tage pro Monat mehr als vorher – und das bei gleichem Gehalt. Ab jetzt ging ich nur noch unzufrieden ins Büro und fragte mich, wieso die Kollegen der anderen Abteilungen jeden Abend pünktlich um 17:00 Uhr die Stifte fallen ließen und unsere Abteilung die Sonne nur als Bildschirmschoner zu sehen bekam.
Am Montag nach meinem kurzen Wochenende, ich arbeite mal wieder am Samstag, bat ich meinen Chef um ein Gespräch.

„Herr Müller, beim Vorstellungsgespräch sagten Sie doch, dass wir hier nur 40 Stunden pro Woche arbeiten, wann kommt denn das mal vor?"

„Aaaach Herr Polder, das habe ich doch nur gesagt, weil die Personaltante dabei war, ansonsten hätte ich Ihnen die Wahrheit gesagt, haha, denn 60 Stunden pro Woche sind hier Minimum, haha!", blökte Herr Müller lauthals. Er hielt sich den Bauch vor Lachen und viel fast rückwärts vom Stuhl, als er meine offenbar unangebrachte Frage beantwortete.

„Ich bin langsam am Ende meiner Kräfte und weiß nicht mehr, wie ich das alles schaffen soll."

„Aaaach Herr Polder, da gewöhnen Sie sich schon dran, das haben wir alle. Und außerdem sind Sie ein Beförderungskandidat und ich kann mich doch auf Sie verlassen. Das kann ich doch, oder Herr Polder!?"

„Ja Chef!", erwiderte ich und ging zufrieden und mit einem Lächeln auf den Lippen aus seinem Büro.

Beflügelt von den Worten meines Vorgesetzten arbeitete ich wieder voller Überzeugung an meinen Projekten und blieb wie gehabt bis spät in die Nacht an meinem Schreibtisch sitzen, um hervorragende Arbeit zu leisten.

Analyse:

Wie so viele in diesem Büro, war ich relativ frisch getrennt und ein leichtes Opfer von Manipulation durch Vorgesetzte geworden. Die Mitarbeiter aushorchen, einschätzen und die richtigen Knöpfe drücken, um sie zu allen möglichen Dingen zu bewegen, hatten alle Vorgesetzten in dieser Firma drauf.
Der Ruf von Beförderung und der Geruch nach der großen Kohle lockte auch die Verheirateten, die Zoff zu Hause hatten. Und so blieben auch sie bis spät in die Nacht an ihren Schreibtischen sitzen.
In diesem Job verdiente ich zwar im Grunde mehr als in der vorherigen Firma, aber dafür musste ich auch viel mehr Stunden arbeiten. Lob, Anerkennung, Wertschätzung oder Boni für besondere Leistungen blieben aus, was enttäuschend und deprimierend war.

Diese Rechnung machte mich wütend, sodass ich keine einzige Überstunde mehr machen wollte. Aber ein paar Worte meines Vorgesetzten, manipulierten mich so sehr, dass ich wieder alles abarbeitete, was er mir auf den Schreibtisch legte.

7:30 - 21:30Uhr = 13,5h pro Tag (bei ½ h Mittag)

⇨ 13,5 h - 8 h = 5,5 Überstunden

⇨

⇨ 22 Tage*5,5h = 121Überstunden/Monat

⇨ 15 Tage pro Monat umsonst

Auszug aus „Die ersten 5 Jahre nach dem Studium“ von Christoph Polder

ISBN: 13 978-3954932900

Vorgesetzte reden immer von Firmeninteresse und Loyalität, wenn sie die Mitarbeiter dazu bewegen wollen, mehr aus sich rauszuholen. Rücksicht auf deren Gesundheit wird dabei nicht genommen.

Achten Sie darauf, dass Sie die vertraglich vereinbarten Stunden einhalten, die Sie zu leisten haben. Wenn in Ihrem Vertrag stehen sollte, dass die Arbeitsleistung dem Arbeitspensum anzupassen ist, heißt das dennoch nicht, dass Sie sich bis in die totale Erschöpfung arbeiten müssen! Ein absolut stressfreier Kollege ließ sich nicht von Vorgesetzten manipulieren, wollte gar nicht befördert werden und sagte einfach ‚Nö' zu Überstunden. Ich konnte damals nicht fassen, wie leichtsinnig er offensichtlich seinen Job und seine Karriere aufs Spiel setzte. Aber er ist bis heute in dieser Firma geblieben und hat sich einfach nie stressen lassen. Er lebte deutlich gesünder als ich.

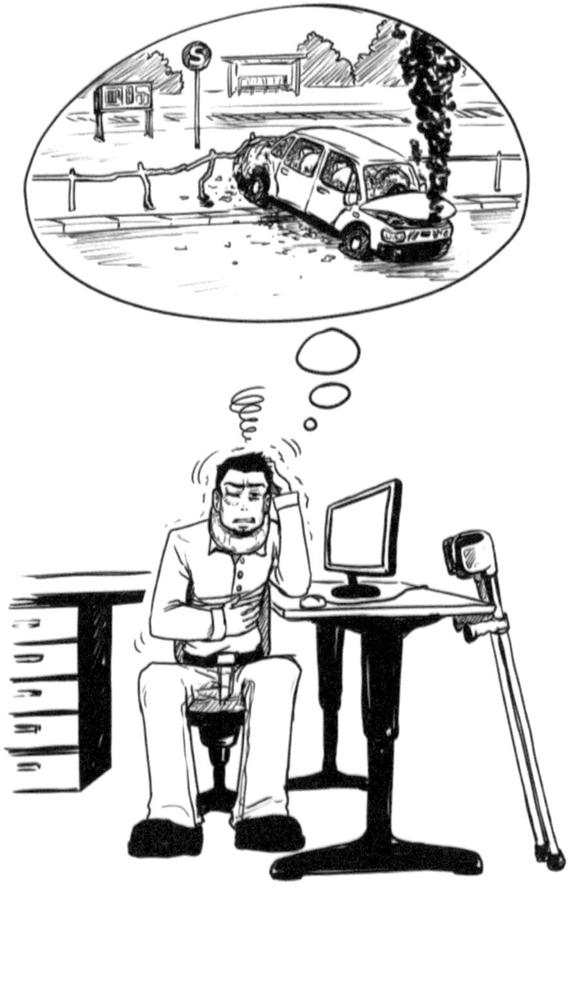

Kaum waren die Rippenbrüche verheilt…

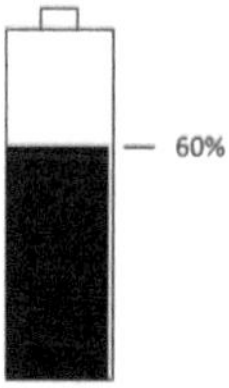

Es war Freitagnachmittag, als ich das Büro endlich mal früher verließ, um mich auf den Heimweg zu machen. Die Sonne schien, es waren 16 Grad und ich freute mich auf das Wochenende, denn ich wollte mal wieder wandern und in die Sauna gehen. Nicht weit weg von meiner Wohnung in Berlin fuhr ich gerade über eine Kreuzung, bemerkte einen silbernen Polo, der mir entgegenkam und vor mir links abbiegen wollte. Er rollte ganz langsam auf die Kreuzung zu, der Fahrer sah mich an, sodass ich mir sicher war, er würde anhalten – aber das tat er nicht! Er rollte ganz langsam weiter auf die Kreuzung zu und rammte mein Auto an meinem linken hinteren Radkasten. Durch den Aufprall drehte sich mein Auto um 90 Grad, krachte gegen eine S-Bahnhaltestelle, drehte sich weiter, sodass es mit dem Heck nochmals in die Haltestelle krachte. Der Aufprall war so heftig, dass einige Scheiben zerbarsten, Reifen zerplatzten, der Airbag an der Fahrertür ausgelöst wurde und das Auto einen Totalschaden hatte.

Als ich langsam wieder zu mir kam, bemerkte ich Rauch neben mir. Ich analysierte kurz und kam schnell zu dem Schluss, dass das kein Rauch von einem Feuer war, sondern der Rauch aus dem Airbag kommen musste. Ich sammelte mich, wischte die vielen Glassplitter von meinem Körper und bemerkte diesen ätzenden Pfeifton. Er war so laut, als hätte jemand mit einem Megafon direkt neben mir gestanden und reingepfiffen. Während ich gerade dabei war herauszufinden, wie schlimm verletzt ich war, schrie plötzlich ein Mann ganz hektisch durch das zerbrochene Fenster: „Soll ich einen Notarzt rufen?! Soll ich einen Notarzt rufen?!“ In meinem Zorn antwortete ich ihm: „Wenn nicht jetzt, wann dann, du Idiot!“

Als ich im Krankenwagen lag, fingen die Schmerzen erst so richtig an. Meine Rippen waren erneut gebrochen und zu der Gehirnerschütterung kamen noch ein Schleudertrauma der Halswirbelsäule und der verdammte Tinnitus dazu. Also wieder ab ins Krankenhaus und stundenlang alles durchchecken lassen.

Was habe ich denn nur für ein Pech? So viel Unglück kann doch kein Mensch ertragen!

Wieder ließ ich mich vorzeitig entlassen und blieb nur eine Woche zu Hause auf der Couch, um so

schnell wie möglich wieder zur Arbeit zu gehen. Schließlich wurde ich dort ja gebraucht und ich wollte meinen Chef nicht enttäuschen. Zumal ich erst ein paar Wochen zuvor, bei einem Fußballspiel mit Kollegen, meinen Knöchel so sehr verletzt hatte, dass ich mit Krücken zur Arbeit gehen musste. Der Autounfall war nun der dritte Unfall innerhalb von ein paar Monaten, was mir sehr unangenehm war und ich mich deshalb unter Schmerzen jedes Mal wieder ins Büro schleppte.
Peter freute sich wie ein Schnitzel, weil ich schon wieder verletzt war und prahlte damit, dass er, seit seinem Einstieg ins Berufsleben, noch keinen einzigen Tag krankgeschrieben war. Er redete mir ein, dass man in dieser Firma schnell rausgeworfen wird, wenn man nur ein paar Tage zu viel krank macht. *Was meint der denn mit krank machen? Ich schleppe mich verletzt ins Büro und liege nicht zu Hause auf der Couch.*

Peters Gegenwart wurde immer unerträglicher. Ich spürte jede Sekunde, dass er mich loswerden wollte. Zwei Tage nachdem ich wieder im Büro arbeitete, fragte eine Sekretärin, was denn mit meinem Auge los sei und dass ich mal in den Spiegel schauen solle. Ich ging in den Waschraum, um mal nachzusehen, wenn sie mich schon so hektisch darauf hin-

wies, aber ernst nahm ich es dennoch nicht so recht.
Als ich jedoch im Spiegel mein blutunterlaufenes Auge sah, wurde mir ganz schwindelig, ich bekam Kreislaufprobleme und konnte nicht mehr laufen, ohne mich festzuhalten. Als mein Chef mich sah, zögerte er keine Sekunde und schickte mich sofort nach Hause, was ich dann auch widerwillig machte.

Analyse:

Mich nach einem so heftigen Autounfall nicht auszukurieren, sondern gleich wieder ins Büro zu gehen, war nicht besonders gesundheitsförderlich. Jeder Tag im Büro und jeder Auswärtstermin waren eine Qual, denn die Rippen schmerzten, mein Kopf dröhnte und der Schwindel zwang mich dazu, mich permanent irgendwo abzustützen. Peter zeigte nun endgültig seine sadistischen Züge. Als ich dessen Beifahrer war, nahm er keine Rücksicht darauf, dass mir in jeder Kurve, die er nahm, die Rippenbrüche so sehr schmerzten, dass ich kaum atmen konnte. Ganz im Gegenteil. In jedem Kreisverkehr schmiss er den Sportgang rein, schrie „Yippie", als führe er ein Mario Kart und gab Vollgas.
Dies war das letzte Mal, dass ich gemeinsam mit Peter in einem Auto saß.

Im Nachhinein betrachtet wäre es klug gewesen, mich 6 Wochen lang krank zu melden und mich vernünftig behandeln zu lassen. Aber der Geruch von der großen Kohle lag mir immer noch in der Nase und der Ruf nach Beförderung in meinen Ohren. Also machte ich weiter und immer weiter. Nahm keine Rücksicht auf mich, oder meinen Körper. Ich holte alles aus mir raus, um so zu funktionieren, wie es die Firma von mir verlangte.

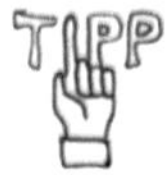

Eine nicht auskurierte Krankheit oder nicht behandelte Verletzungen, können sich über Monate und sogar über Jahre hinaus noch bemerkbar machen. Glauben Sie mir!
Also wenn Sie krank sind, egal was Sie quält, kurieren Sie es vollständig aus und schleppen Sie sich weder krank, noch schwer verletzt ins Büro.
So werden Sie nämlich niemals gesund!
Ein schlechtes Gewissen zu haben, weil Sie krank zu Hause bleiben, ist in solch einer Situation übrigens fehlangebracht. Wenn Sie krank sind, sind Sie krank, da kann der Chef noch so toben. Ihre Gesundheit sollte Ihnen wichtiger sein, als das Firmeninteresse.
Mir war meine Gesundheit nichts wert – die Quittung sollte ich noch bekommen.

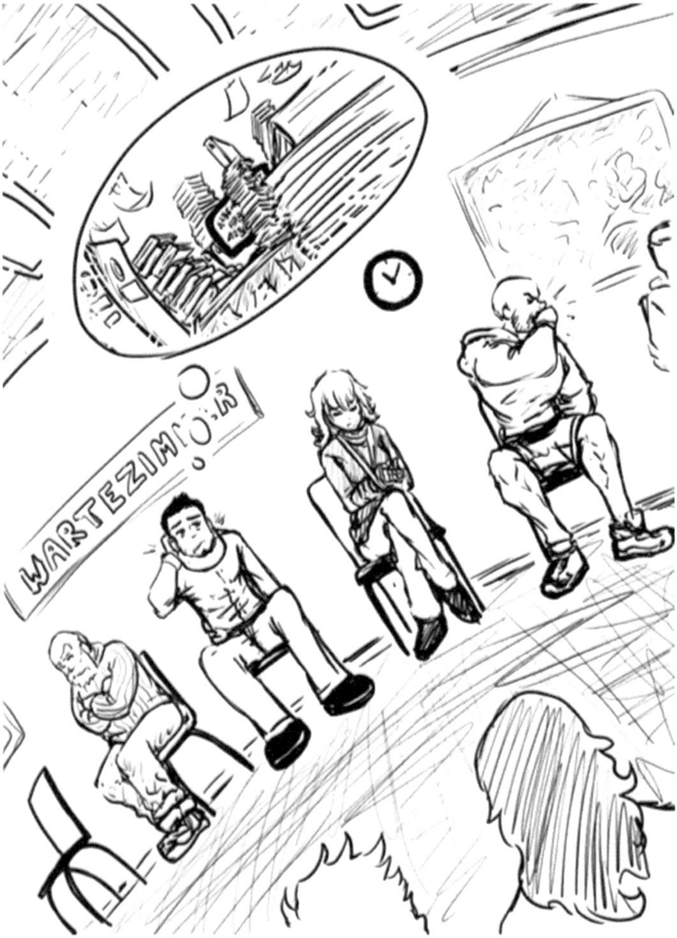
WARTEZIM

Kleine Odyssee zum Aufwärmen

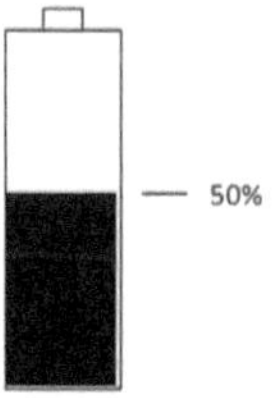

Nachdem mich mein Chef mit blutunterlaufenem Auge nach Hause schickte, fuhr ich zu meinem Hausarzt. Der allerdings durfte mich nicht behandeln, da es ein ‚Wegeunfall' und es somit ein ‚BG-Fall' war. Also bekam ich eine Überweisung zu einem ‚D-Arzt', von dem ich nicht einmal wusste was der macht und wo in Berlin einer sein sollte. Nach langem Recherchieren fand ich eine Adresse und bekam auch schon zwei Tage später einen Termin. Er sah mich an und fragte, was passiert sei, schrieb alles nieder aber machte, auch nach eindringlichem Bitten, keine Anstalten, mich in irgendeiner Art und Weise zu behandeln. Er überwies mich zu einem HNO Arzt und zu einem Orthopäden, bei dem ich nach sechs Wochen einen Termin bekam.

Ich lief, immer noch stark benommen, nach Hause. *Was bringt denn ein Arztbesuch, wenn mir keiner hilft? Die reden ja alle nur und schreiben irgendwas in eine Akte. Davon kann doch kein Mensch gesund werden!*

Zornig verbrachte ich ein paar Tage auf der Couch, ehe ich mich aufraffen konnte einen HNO-Arzt

ausfindig zu machen, um dort einen Termin zu vereinbaren. Nach 12 erfolglosen Telefonaten bekam ich zu meiner Überraschung, gleich am nächsten Morgen um 8:00 Uhr einen Termin. Also klingelte der Wecker um 6:00 Uhr, damit ich noch Zeit für ein kurzes Frühstück hatte um dann, im Berufsverkehr, durch ganz Berlin bis ans andere Ende der Stadt zu fahren. Der Stau nervte mich, die Regentropfen auf meiner Windschutzscheibe reflektierten das rote Licht der Ampeln, sodass ich fast nichts mehr sah. Meine Augen waren überempfindlich geworden und schmerzten. Ich war wütend auf die Stadt, wütend auf den Polofahrer, wütend darauf, dass ich nicht im Büro sein konnte, wütend darauf, dass ich auch nicht auf der Couch liegen konnte und die roten Ampeln hasste ich regelrecht.
Um 8:15 Uhr hetzte ich in die Arztpraxis, um erstmal einen Anschiss zu kassieren.

„Also, wenn wir Ihnen schon so kurzfristig einen Termin geben, könnten Sie auch pünktlich erscheinen, finden Sie nicht? Jetzt müssen Sie noch im Wartezimmer Platz nehmen, denn der Herr Doktor hat einen anderen Patienten."

Unzufrieden über mich selbst, setzte ich mich schmollend ins Wartezimmer. Nachdem ich sämtliche Zeitschriften durchgelesen hatte, fing ich an, Löcher in die Luft zu starren. Nachdem die Luft von meinen Blicken durchlöchert war und ich auf die Uhr sah, stellte ich fest, dass ich bereits geschlagene zwei Stunden in diesem stickigen Wartezimmer verbracht hatte und ging zum Empfang, um mich zu erkundigen wann ich denn endlich mal drankäme. „Das tut uns wirklich leid, heute ist es ganz verrückt. Ein Notfall nach dem anderen.“

Wieder wartete ich eine Dreiviertelstunde im Wartezimmer, bis ich endlich drankam.

Ich zwängte mich in diesen seltsamen Stuhl, der so unbequem war, dass jede Minute eine Qual war. Ich wurde am Kopf fixiert und untersucht. Aber der Arzt fand nichts. Dass ich einen Tinnitus hatte, glaubte er mir und schlug vor, mir Kortison zu spritzen.

„Was, Kortison? Das ist doch voll ungesund.“

„Bin ich hier der Arzt oder Sie?“, brüllte mich der HNO-Arzt an, was mir einen Stich ins Herz versetzte und ich einknickte. Also durfte ich mich auf den überfüllten Flur, zu den anderen Patienten begeben, die ebenfalls alle an einem Tropf hingen. Ich bekam meine Infusion und durfte nach 20 Minuten wieder nach Hause fahren.

Als ich im Auto saß, bekam ich Magenschmerzen und mir wurde so schlecht, dass ich rechts ranfahren musste, um mich zu übergeben. Jeder Berliner, der an mir vorbeifuhr, hupte oder machte ein Foto von mir, was mich mega aufregte.

Was kann ich denn dafür? Soll ich ins Auto kotzen oder was?

Die kompletten zwei Wochen, in denen ich krankgeschrieben war, hing ich entweder am Telefon, verbrachte sie im Stau, oder in einem überfüllten Wartezimmer von irgendwelchen Ärzten, die mich zum nächsten Kollegen überwiesen oder mich ansahen und irgendwas in meine Akte schrieben. Geheilt hat mich keiner dieser Ärzte auch nur ansatzweise.

Analyse:

Die kurze Zeit zu Hause, oder irgendwelche Ärzte, die irgendetwas in irgendeine Akte schrieben, machten mich nicht gesund. Ganz im Gegenteil. Als ich diese zwei Wochen nicht im Büro war, setzte ich mich selbst unter Druck, denn ich glaubte ganz dringend ins Büro zurück und meine Projekte managen zu müssen. Die sinnlose Zeit, die ich bei Ärzten in Wartezimmern oder auf dem Weg dorthin im Stau verbrachte, stresste mich unheimlich. Und schließlich war ich nach den zwei Wochen noch kränker als zuvor.

Jetzt im Nachhinein ist mir klar, dass Stress ein Verstärker für alle Beschwerden ist und dem kann man mit ganz viel innerer und äußerer Ruhe entgegenwirken.

Was ich die zwei Wochen betrieben hatte, diente meiner Heilung kein bisschen.

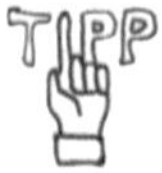

Wenn Sie schon krankgeschrieben sind, nutzen Sie die Zeit! Nicht, um unerledigte Dinge im Haushalt abzuarbeiten, oder Ihren Steuerausgleich zu machen, sondern für sich. Nur für sich. Investieren Sie ganz bewusst, so viel Zeit wie möglich, in sich selbst und schieben Sie alles andere erst einmal beiseite. Egal welche Krankheiten oder Verletzungen Sie plagen, es gibt einen Grund, warum Ihnen dies widerfährt. Wenn Sie den wahren Grund bereits kennen, fangen Sie nach Ihrer Genesung damit an, die Ursache zu bekämpfen. Wenn Sie, so wie ich damals, keinen blassen Dunst davon haben, warum Ihnen Krankheiten und Verletzungen widerfahren, dann kümmern Sie sich erstmal um Ihr körperliches Wohlbefinden und kommen wieder auf die Beine. Wenn Ihr Körper Sie zu einer Pause aufruft, geben Sie ihm – Ruhe!

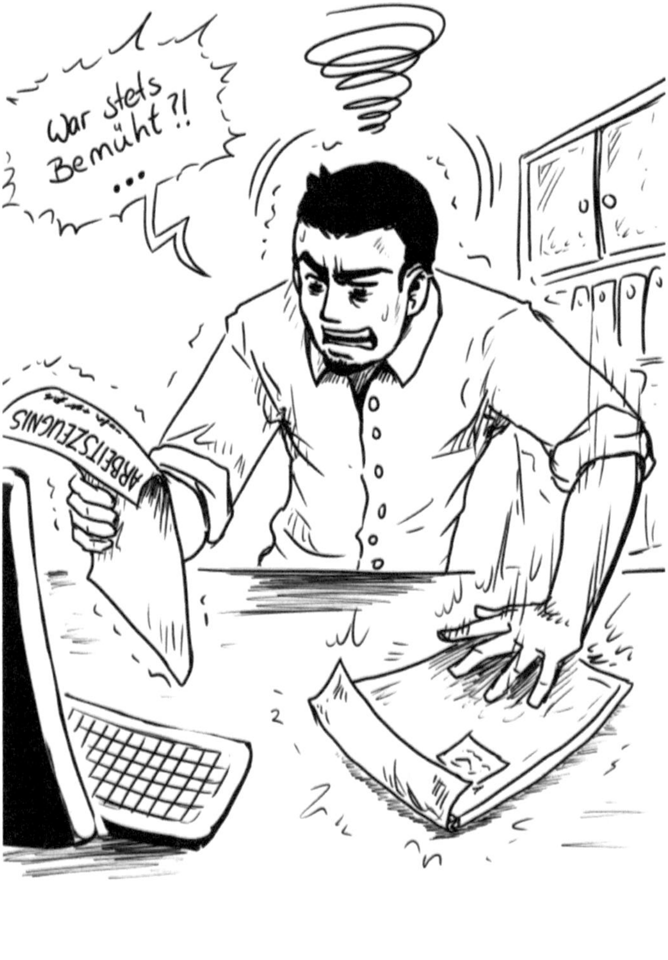
War stets Bemüht ?!
...
ARBEITSZEUGNIS

Viel Aufwand, wenig Ertrag

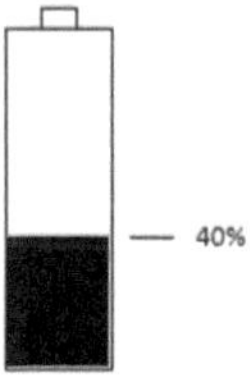

Als ich nach diesem zweiwöchigen Marathon wieder ins Büro kam, war von Schonung nichts zu spüren. Mein Schreibtisch war voll und sämtliche Kollegen stürmten auf mich zu, um mich sowohl über den Unfall, als auch über die Projekte auszuquetschen. Während meiner Abwesenheit glühte mein Telefon, aber anstatt die Anliegen abzuarbeiten, hatten meine Kollegen die Anrufer einfach nur vertröstet. Auch der wichtige Papierkram wurde nicht abgearbeitet und Briefe nicht einmal geöffnet. Alles lag einfach unerledigt auf meinem Schreibtisch.

Total überfordert von dem Berg an Arbeit, der vor mir lag, nahm ich mir aus dem riesigen Stapel wahllos einen Brief nach dem anderen heraus und fing an, die Dinge abzuarbeiten. Mir war schlecht, ich fühlte mich schwach und war gereizt. Als ich meinte, dass doch endlich mal Feierabend sein müsste, blickte ich auf die Uhr und dachte sie sei stehen geblieben, denn es war erst 10:00 Uhr morgens.

Diese Woche, in der ich „nur“ 65 Stunden gearbeitet hatte, war eine Qual für mich, obwohl ich sonst noch viel mehr Stunden gerissen hatte, und das ohne Probleme.

Der Gedanke an einen Wechsel drängte sich mir auf.

Was mach ich denn jetzt nur? Schon wieder in einer anderen Firma bewerben, oder lieber intern? Zu viele Wechsel sind nicht gut für den Lebenslauf. Vielleicht bleib ich auch noch einfach eine Weile. Ach – keine Ahnung! Und übrigens, was ist denn eigentlich mit meinem …

Ich nahm den Hörer zur Hand und telefonierte mit der Niederlassung, aus der ich hier her nach Berlin gewechselt hatte. Ich versuchte, den Personalchef ans Telefon zu bekommen, doch wurde vertröstet. Ich versuchte es am nächsten Tag, eine Woche später und wieder eine Woche später nochmal, aber hatte keine Chance ihn zu erreichen.

Mmh, der muss wohl ganz schön beschäftigt sein.

Ich schrieb ihm eine E-Mail, sprach ihm aufs Band, aber erst als ich ihm einen Brief per Post sendete, erhielt ich nach etlichen Wochen einen Rückruf.

„Herr Polder – es tut mir, leid. Ich hatte so viel um die Ohren, meine Mitarbeiterin wurde krank und mein Schreibtisch sah aus … Und die vielen Auswärtstermine! Es tut mir leid, dass ich nicht greifbar war. Was kann ich denn für Sie tun?“

„Sie könnten mir mein 1 A Sahnezeugnis, welches mir mein Chef ausstellte, zukommen lassen. Auf das warte ich schon seit Monaten."

„Ja, aber selbstverständlich, das haben Sie übermorgen in der Post", sagte er mit einem seltsamen Unterton und legte auf.

Als ich den DIN A4 Umschlag auf meinem Schreibtisch liegen hatte, freute ich mich und war erleichtert, dass ich es nun endlich bekommen hatte. Ich öffnete den Umschlag und war geschockt, wie viel Schlechtes dort über mich stand!

Aber mein Chef war doch so zufrieden mit mir und wollte, dass ich beruflich weiterkomme. Ich versteh´ das nicht.

Ich telefonierte mit meinem Chef, der mittlerweile in Rente gegangen war. „Herr Polder, ich versichere Ihnen, dass die Personalabteilung das Zeugnis bekommen hat, so wie wir es besprochen hatten. Sie haben hervorragende Arbeit geleistet und nichts anderes steht dort geschrieben."

Erleichtert über diese Worte, rief ich gleich wieder beim Personalchef an und fragte, warum ich denn so ein miserables Zeugnis bekommen hatte.

„Herr Polder, was soll ich sagen? Wahrscheinlich hat ihr Chef dieses tolle Zeugnis weggeschmissen. Ich habe es jedenfalls nicht."

Wieder schickte ich dem Personalchef eine E-Mail, diesmal mit dem, handschriftlich überarbeiteten Zeugnis meines ehemaligen Chefs im Anhang. Aber auch hier hörte ich nur sinnentleerte Argumente, fadenscheinige Erklärungen und lächerliche Ausreden. Nachdem ich ihm einen saftigen Brief schrieb, der ihn nun endgültig dazu bewegen hätte müssen, mir mein 1A-Sahnezeugnis zukommen zu lassen, zog er seinen Joker.

Ich saß gerade im Büro meines Chefs, als meine ehemalige Geschäftsleitung meinen jetzigen Vorgesetzten anrief und ihn darum bat, mir deutlich zu machen, dass ich meine ehemaligen Kollegen nicht mehr belästigen sollte.

Analyse:

Diese nervenaufreibende Jagd nach meinem mir zustehenden und hochverdienten Arbeitszeugnis, dauerte über vier (!) Monate. Gebracht hat es am Ende gar nichts. Obwohl sich mein ehemaliger Chef, der sich nun in Rente befindet, eingeschalten hatte und trotz meiner Hartnäckigkeit. Am Ende stand ich mit einem schlechten Zeugnis da.
Ich rätselte lange. Sehr lange, um herauszufinden woran das lag. Am Ende erfuhr ich von einer entlassenen Kollegin, dass die Geschäftsleitung einfach nur sauer war, dass ich nach Berlin gegangen war und sie einen Nachfolger für mich finden musste. Deshalb wollte sie mir mit dem schlechten Arbeitszeugnis eins auswischen – mit Erfolg!

TIPP

Nach § 109 GewO steht Ihnen ein Arbeitszeugnis zu. Also setzen Sie alle Hebel in Bewegung, um dies zu bekommen. Schalten Sie auch gerne einen Anwalt für Arbeitsrecht ein, oder schreiben Sie Briefe, die es in sich haben.

Lassen Sie sich jedoch nicht zu sehr davon vereinnahmen. Denn ich hatte mich damals so sehr auf diese Ungerechtigkeit meiner Geschäftsleitung konzentriert, dass ich gesundheitliche Probleme bekam.

An erster Stelle Ihrer Bewerbung kommt Ihr Lebenslauf und dann der persönliche Eindruck. Arbeitszeugnisse kommen erst an dritter (!) Stelle.

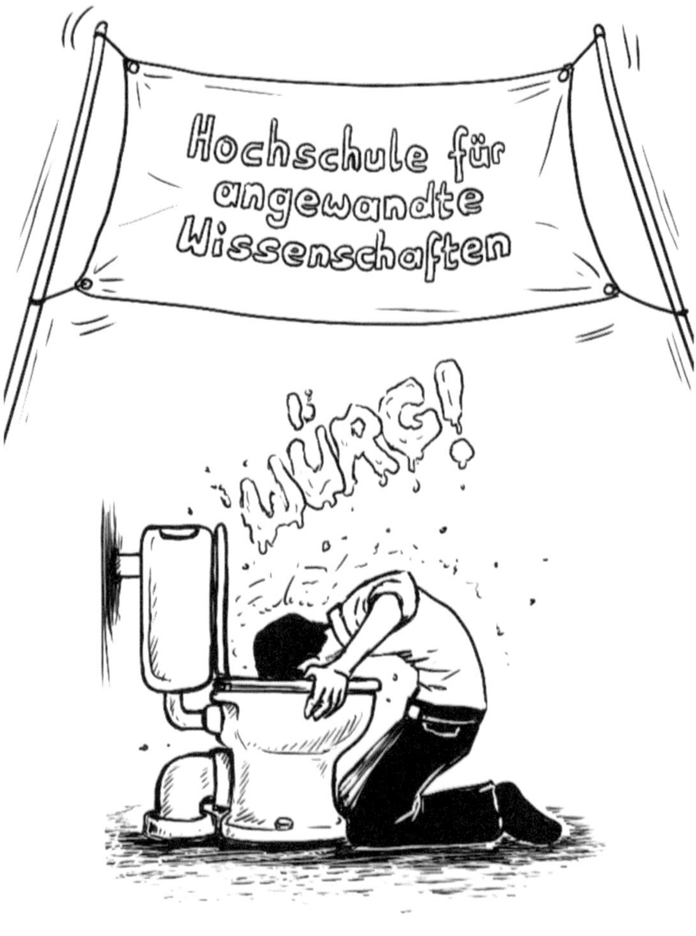
Hochschule für
angewandte
Wissenschaften
WÜRG!

Bildung bis zum Erbrechen

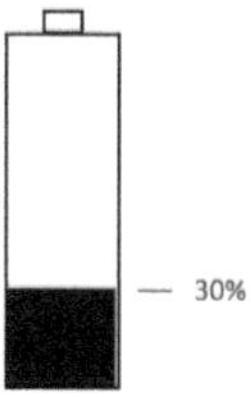

Ich lag auf der Couch. Es war Freitagabend. In Gedanken rechnete ich die vielen Stunden zusammen, die ich vergangene Woche gerissen hatte. Es waren 74!

Während ich so da lag, kam mir die Situation unglaublich befremdlich vor. So ungewohnt.

Irgendwas ist doch anders. Aber warum nur? Wieso habe ich denn plötzlich Zeit, hier so rumzuliegen, das war doch sonst nie so?

Wie vom Blitz getroffen, sprang ich auf, packte ein paar Sachen zusammen und stieg in meine 60.000,-€ Karre. Ab auf die Autobahn, Sportgang rein und gib ihm. Die Tankanzeige leuchtete bereits seit einigen Kilometern.

Hoffentlich schaffe ich das noch bis zur nächsten Ausfahrt. Mit leerem Tank liegen bleiben, kostete Punkte in Flensburg soweit ich weiß.

Nächste Ausfahrt raus und ein paar Kilometer über Land gefahren, um ein Dorf mit einer Tankstelle zu finden. Fehlanzeige! Also total genervt wieder zurück auf die Autobahn. Eco-Knopf gedrückt und bangend, ob ich wohl liegen bleiben würde, mit 80 km/h bis zum nächsten Rastplatz getuckert. In Gedanken ging ich jeden Schritt meines Boxenstopps durch, um keine Sekunde zu verschenken. Karre angehalten, Schlauch rein, schnell noch die Scheibe geputzt, 5 Züge an einer Zigarette gezogen, Kaffee geholt, bezahlt und zurück zum Auto gerannt.

Boxenstopp in weniger als 6 min. Gut gemacht.

Ich raste weiter. Die Autobahn war leer. *Es gibt wohl Menschen, die schlafen nachts. Sowas aber auch.*

Als mich die Müdigkeit übermannte, griff ich in meine Tasche.

Mmh, was haben wir denn noch? Vitamine, Koffeintabletten, Mineralien. Rein damit. Zum Nachtisch gab es noch eine Schmerztablette, um das Stechen im Kopf loszuwerden. Nach einer Stunde mit 250 km/h wurde ich wieder müde. Also Klimaanlage auf „low" und Musik aufgedreht.

Dieser verdammte berufsbegleitende Masterstudiengang! Das hatte ich mir auch einfacher vorgestellt. Als ich noch in der anderen Niederlassung war, konnte ich auf dem Weg nach Hause an der Hochschule abbiegen und ‚kurz' studieren. Jetzt fahre ich hunderte Kilometer. Das kostet mich unnötig Zeit.

In Gedanken spielte ich die kommenden Wochen durch. Sämtliche Termine legte ich so optimiert, wie es nur ging, um noch ein paar Stunden herauszuholen. Aber eine Woche hat nun mal nur 7 Tage.

Ich erinnerte mich an eine Folge von „Akte X“, in der ein Mann vorkam, der nur eine Stunde schlaf pro Nacht gebraucht hatte. Er lag nur vor dem Fernseher und verschwendete sein Leben.

Wenn ich diese Gabe hätte, würde ich tagsüber im Büro sitzen und nachts einen anderen Job machen, eine Menge Geld verdienen und noch meine Doktorarbeit schreiben. Na ja …

Endlich an der Hochschule angekommen. Es war 5:00 Uhr morgens. Fahrersitz bis zum Anschlag nach hinten gekurbelt und versucht zu schlafen. Einige Minuten klappte es sogar, die meiste Zeit fror ich jedoch und versuchte eine bequemere Position zu finden. Der Wecker klingelte um 7:30 Uhr. Ab auf die Toilette, Wasser ins Gesicht und Bildung ins Gehirn.

Es war anstrengend den Professoren und Dozenten zu folgen und ich verstand nur die Hälfte von dem, was die dort vorne so erzählten. Mir wurde ganz schwummrig im Kopf und schlecht. Ich ging wieder auf die Toilette und übergab mich. Aus der Kabine nebenan hörte ich: „Ha, gestern zu viel getrunken?“

„Nein, ich bin schwanger!“, erwiderte ich genervt.

In der Mittagspause ging ich mit Flo und Stefan, meinen beiden Lieblings- Kommilitonen, an den Kiosk. Es gab Bratwurst und Bier.

„Christoph, du hast aber ein paar Augenringe bekommen.“

„Ja ich arbeite ja auch viel für die geilste Firma der Welt und verdiene eine Menge Kohle!“, antwortete ich ihm ganz stolz und machte das zweite Bier auf. Und während Flo und Stefan mit den letzten Bissen beschäftigt waren, hatte ich schon das dritte Bier geöffnet. Ich fühlte mich für einen Moment gut.

Wenn wir nur den ganzen Tag hier sitzen bleiben und Spaß haben könnten.

Die Vizesemestersprecherin kam aus der Vorlesung und schnauzte uns laut an: „Ihr seid doch erwachsene Menschen. Wollt ihr nicht mal reinkommen? Wir warten alle auf euch!“

Gereizt saß ich im Hörsaal und versuchte die Thematik von Auf- und Abzinsung interessant zu finden – leider ohne Erfolg.

Am Sonntagabend fuhr ich im Sportgang nonstop zurück nach Berlin und kam dort auch schon um 23:30 Uhr an. Ich schlief nur ein paar Stunden, denn um 3:00 Uhr klingelte der Wecker auch schon wieder.

Wo geht es denn heute hin?

Ich warf einen Blick auf mein Smartphone.
Ahhh – Polen.

Also wieder raus aus den Federn, Anzug an und ab zum Flughafen. Typisches Businessleben. Ich liebte es. Ich hasste es. Es musste sein. Ich wollte es. Ich brauchte es. Es machte mich fertig!

Analyse:

Da mein Körper jahrelang, mehr oder weniger, funktionierte und alles ertrug, was ich von ihm verlangte, gab es auch keinen Grund, irgendetwas zu ändern. Ich betrieb Raubbau an meinem Körper, ohne mir dieser Tatsache bewusst gewesen zu sein.
„Alles für die Firma und alles für die Karriere!" war zu meinem Motto geworden. Ich war ein Workaholic und arbeitssüchtig, ohne es zu merken. Für mich war das alles normal geworden.
Im Nachhinein bin ich, trotz der Spätfolgen, froh darüber, den Master abgeschlossen zu haben, denn das Studium öffnete mir neue Türen, die mir ermöglichten, ein wunderbares Fachbuch zu schreiben:

„Mein Bauherrenhandbuch – Ihr Leitfaden für perfektes Bauherrenmanagement"
ISBN: 978-3-95493-358-7

TIPP

Bildung lohnt sich! Dabei bleibe ich. Jedoch kann ich Ihnen nur raten, alles nicht so verbissen zu sehen. Übertriebener Ehrgeiz wie der, der mich beherrschte, kann einen Menschen auffressen. Im Rückblick betrachtet, bin ich felsenfest davon überzeugt, dass ich sowohl den Bachelor, als auch meinen Masterabschluss nicht nur mit ‚gut' bestanden, sondern sogar mit deutlich besseren Noten abgeschlossen hätte, wenn ich entspannter gewesen wäre. So wie der Körper nach dem Sport seine Regenerationsphasen braucht, benötigt sie das Gehirn auch. Und diese Phasen habe ich mir niemals zugestanden.
Ob im Abschlusszeugnis eine 1,9 oder eine 2,4 steht, interesseiert übrigens am Ende die wenigsten Firmen!

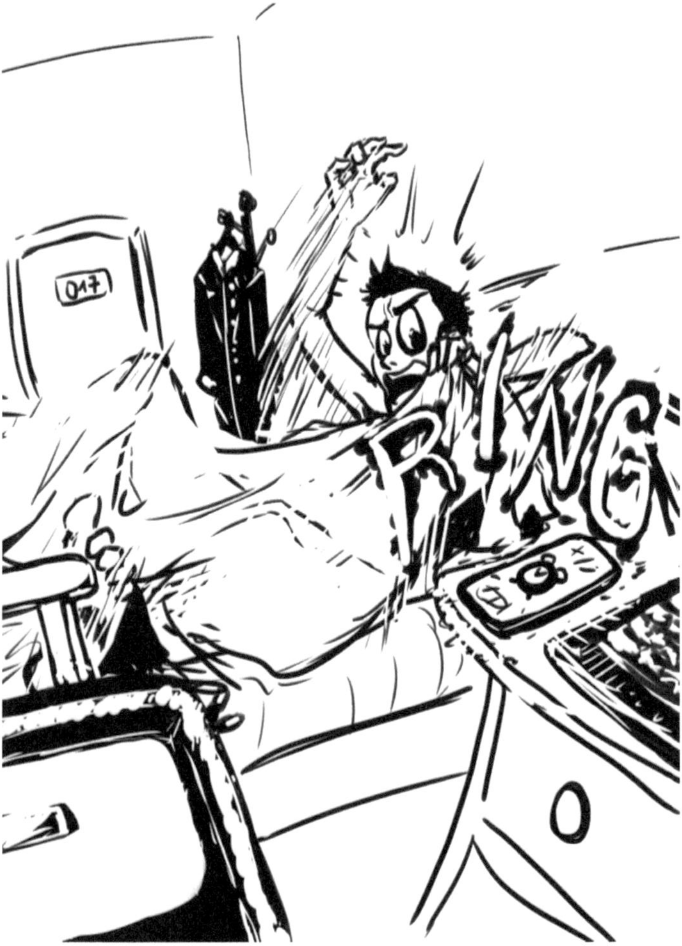
017
RING

Vom Leben in Hotels

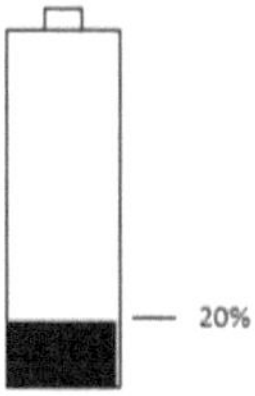

3:00 Uhr morgens. Der Wecker klingelte. Ohne die Schlummertaste zu drücken, stand ich auf, warf mir eine Handvoll Wasser ins Gesicht, putzte mir die Zähne und zog mir den hergerichteten Anzug und die frisch polierten Schuhe an. Ich schnappte mir den Dreitageskoffer, der selbstredend schon fertig gepackt war, stieg ins Auto und raste los. Die auf ‚low' gestellte Klimaanlage und das Adrenalin bei Tempo 255 km/h hielten mich wach, bis ich am Flughafen meinen Kaffee zu mir nahm.

Alles was ich tat, war so optimiert, dass ich bei keinem Prozess noch irgendwo eine Minute herausholen hätte können. Bei der letzten Fahrt zum Flughafen hielt ich kurz vor dem am günstig gelegensten Parkhaus an und speicherte diese Position in meinem Navi, sodass ich auch keine Sekunde mehr mit dem Suchen des richtigen Parkhauses verschwendete.

Rein in den riesigen Flughafen und im Laufschritt zum Gate. Die Wege kannte ich schon und wusste, wo die Raucherlounges waren. Schnell noch eine Zigarette geraucht und an einen ehemaligen Kollegen gedacht, der diese Lounges als Projektmanager gebaut hatte.

Schöne Kamele sind das hier. Den Martin könnte ich auch mal wieder anrufen. Das mache ich vom Hotel aus.

Zigarette ausgedrückt und weiter zum Gate. Das Boarding war schon fast komplett abgeschlossen, als ich am Gate ankam, also verlor ich auch keine Minute mit dem Anstehen an irgendeiner Schlange.

Dein Prozessmanagement funktioniert einwandfrei. Gut gemacht!

Im Flieger ging ich meine Unterlagen für die bevorstehenden Präsentationen durch und schrieb im Flugmodus ein paar E-Mails fertig. Das Servicepersonal lief vorbei und fragte, ob sie mir etwas anbieten könnten.

Mmh … ein kühles Blondes wäre jetzt eigentlich schon angebracht. Ist es dafür noch zu früh?

Ein Blick auf meine Breitling verriet mir, dass es 5:25 Uhr war.

Na, dann ist es eh schon zu spät. Schade. Du flüssiges Brot musst noch warten bis heute Abend.

Nach eineinhalb Stunden landete der Flieger in Polen. Bevor der Pilot das Fluggerät an das Gate gefahren hatte, hatte ich schon den Flugmodus ausgeschaltet und die vorher geschriebenen E-Mails versendet. Mit dem Mietwagen fuhr ich in das Büro der polnischen Kollegen und arbeitete mit ihnen zusammen bis 21:00 Uhr. Danach Check-in im Hotel und ab aufs Zimmer. Mir war kalt, also beschloss ich zu duschen. Nach einer Viertelstunde unter der heißen Dusche war mir immer noch kalt, ich bekam aber Durst. *Was ist eigentlich mit meinem Vollkornsprudel? Na hoffentlich haben sie die Minibar aufgefüllt.*

Ich lief zur Minibar und war überglücklich, denn es war genügend Bier da, um meinen Hunger zu stillen. Kalt war mir immer noch, also ging ich wieder unter die Dusche. Die Milch des Vergessens betäubte meine Schmerzen und verwischte die Gedanken an eine Familie, nach der ich mich sehnte und stattdessen meine Zeit in irgendeinem Hotel in irgendeinem Land verbrachte. Vier Bier später schaltete ich die Bierduschbar aus und versuchte was zum Essen aufzutreiben.

Ins Restaurant gehen? Keine Lust mehr. In einen Supermarkt fahren? Ist schon zu spät und fahren kannst du auch nicht mehr. Minibar?

In der Minibar waren ein Schokoriegel und noch ein Bier. Beides vernichtete ich, bevor ich mich wieder an den Laptop setzte, um meine Masterarbeit weiter zu schreiben. Mir fielen die Augen schon fast zu, aber ich zwang mich weiter und weiter zu schreiben, denn sie sollte nicht nur gut, sondern klasse werden.

Für die Bachelorarbeit bekam ich den Adam-Kellerpreis 2011 verliehen. Für die Masterarbeit will und werde ich auch einen Preis gewinnen. Ach, den Martin wollte ich doch noch anrufen, aber der schläft sicherlich schon. Na ja, dann versuch ich es morgen.

Mein Ehrgeiz ließ mich bis um 1:00 Uhr morgens schreiben, ehe ich ins Bett fiel. Um 3:30 Uhr riss mich der Wecker, der viel zu laut eingestellt war, aus dem Schlaf. Ich versuchte mich zu orientieren. *Wo bin ich? Zu Hause? Nein. Im Hotel? Ja, aber in welchem? Und in welchem Land bin ich eigentlich?*

Ich brauchte eine ganze Weile, um mir im Klaren darüber zu werden wo ich war. Denn es waren in den letzten Monaten einfach zu viele Flüge, zu viele Länder und zu viele Hotels.

Der Flieger hob pünktlich ab, sodass ich rechtzeitig um 7:30 Uhr im Berliner Büro sein konnte. Nachdem ich abends meine Augen kaum noch offenhalten konnte, beschloss ich um 18:00 Uhr Feierabend zu machen.

„Wo wollen Sie denn hin Herr Polder?“, brüllte mein Chef durchs Büro.

„Na nach Hause, ich bin total kaputt.“ „Haben Sie hier einen Halbtagsjob, oder was? Setzen Sie sich gefälligst wieder an Ihren Schreibtisch!“

Analyse:

Um meinem Chef zu gefallen, tat ich damals fast alles, was er von mir verlangte. Ich flog sonntags ins Ausland, um montagmorgens pünktlich um 8:00 Uhr in den jeweiligen Büros anzukommen. Ich war sieben Tage die Woche per Handy wie auch per E-Mail erreichbar. Und ich machte unmenschlich viele und vor allem unbezahlte Überstunden, um all die von ihm gestellten Aufgaben zu erledigen. Das Leben in Hotels war stressig und nicht so cool, wie ich es mir vorgestellt hatte. Nichts war wie immer. Bei jeder Geschäftsreise musste ich mich auf die neue Situation, neuen Kollegen und neue Örtlichkeiten einstellen. Nichts hatte Bestand! Kaum etwas war vertraut! Die Tage waren durch die Fliegerei länger. Und das schlauchte auf Dauer!

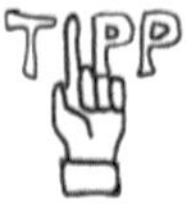

Falls Sie sich in einer ähnlichen Lage befinden, zögern Sie nicht mit Ihrem Chef zu sprechen, um die Situation zu ändern. Denn wenn Sie dauerhaft ein solches Vollgasleben führen, muss zwangsläufig etwas darunter leiden.

- Ihre Partnerschaft?
- Ihre Freundschaften?
- Ihre Hobbys?
- Ihre Familie?

Und das spiegelt sich irgendwann auch in Ihrer Gesundheit wider. Erkennen und achten Sie Ihre persönliche Belastungsgrenze, denn gestehen Sie sich nicht ein, dass es Ihnen zu viel ist und machen weiter – so wie ich, wird es Sie früher oder später umhauen – so wie mich!

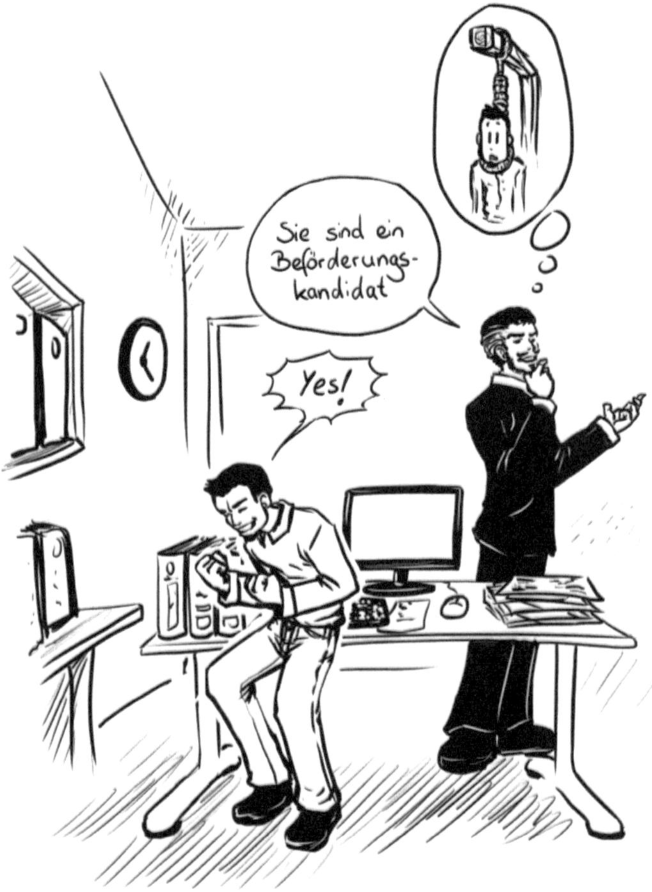
Sie sind ein Beförderungs-kandidat
Yes!

Yuhuuuu!!! Ach nee – doch nicht

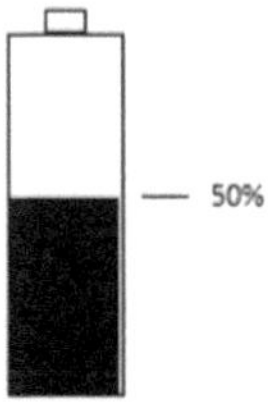

Ein paar Monate vergingen und so etwas wie Routine stellte sich langsam ein. Meine Wohnung war nun schon fast komplett eingerichtet und die Namen der Kollegen aus der Abteilung kannte ich jetzt auch endlich alle.

Mein Chef klopfte an meiner offenstehenden Bürotür und zögerte einen Moment, bevor er mich bat, mit ihm in sein Büro zu kommen.

Mmh … was war das denn? Diesen Gesichtsausdruck kenne ich ja noch gar nicht.

Langsam und total übermüdet lief ich in dessen Büro und setzte mich skeptisch auf den Stuhl, den er mir anbot.

„Herr Polder …“ Er verschränkte seine Finger und blickte mit gesenktem Kopf auf den Schreibtisch.

„Ich ähm … was wissen Sie eigentlich von Australien?“

„Joa … heiß, Spinnen, Schlangen, Kängurus. Ich habe als Kind mal eine Serie gesehen, die hieß ‚Die Fliegenden Ärzte‘, da ging es um …“

„Das ist ja toll Herr Polder“, unterbrach er mich.

„Unsere Kollegen da drüben brauchen Unterstützung und ich könnte mir keinen kompetenteren Kollegen vorstellen, der für den Job geeignet wäre, als Sie."

Wow, er schätzt mich.

„Wenn Sie für ein paar Monate nach ‚Down Under' gingen, könnten Sie richtig Karriere machen."

Wow, endlich. Nur noch den einen Schritt und dann werde ich richtig dick befördert.

Ich fühlte mich geschmeichelt und mein Feuer für Karriere, Geld und Beförderung war erneut entfacht worden.

„Ich mache es", antwortete ich ihm. Weil ich weiterkommen wollte und die kollegiale Beziehung zwischen Peter und mir immer eisiger wurde, sodass ich es in diesem Büro nicht länger aushalten konnte.

„Super Herr Polder, wenn nur alle Mitarbeiter so wären wie Sie. Ich bespreche das noch schnell mit meinem Vorgesetzten und dann leiten wir alles Weitere in die Wege. Die Prüfungen für Ihr Masterstudium berücksichtigen wir natürlich, so dass Sie zu diesen Terminen zurückfliegen können."

Klasse. Das wird richtig toll. Wow Australien.

Wie geflashed ging ich aus dem Büro. Ich strahlte förmlich vor Stolz und Zufriedenheit. Ich wurde gebraucht, war ein wichtiger Teil der Firma und

stand kurz vor einer Beförderung. Zudem freute ich mich auf das warme Land, in das ich schon immer mal wollte.
Zwei Tage später kam mein Chef erneut auf mich zu.

„Also Herr Polder, ich habe das mit meinem Vorgesetzten besprochen. Sie gehen nach Australien!“

„Yuhuu!“

„Aber wenn dann sofort und für immer.“

Was?

Ich schluckte und machte große Augen. „Was meinen Sie mit sofort und für immer?“

„Na ja, Zeit, um Ihre Sachen zu packen, haben Sie schon noch und das Wort ‚immer‘ dürfen Sie jetzt auch nicht auf die Goldwaage legen. Es ist eh schon Freitagabend. Fahren Sie nach Hause und denken Sie in aller Ruhe darüber nach. Dann sagen Sie mir am Montag Bescheid, wie Sie sich entschieden haben.“

Was meint denn der mit ‚in aller Ruhe‘? Zwei Tage lässt er mir also Zeit, um mich dafür oder dagegen zu entscheiden, ein ‚Aborigine‘ zu werden? Meint der das ernst?

Ich fuhr nach Hause. Meine Stimmung war gedrückt. Ich konnte mich zu nichts aufraffen, weil ich diese schwere Entscheidung treffen sollte. Ich packte lieblos ein paar Sachen ein und fuhr zu einem See. Eine Decke hatte ich keine, also saß ich auf meinem kleinen Handtuch auf der Wiese und blickte verloren auf das Wasser. Ich kam mir so fremd vor. Es schien so, als passte ich nicht in die Umgebung. Ohne meinen Anzug und meinen Laptop wusste ich gar nicht mehr wer ich war und was ich mit mir anfangen sollte. Ich sah mich um und beobachtete, wie die Menschen lachten und spielten.

Was macht die denn so glücklich? Wenn man einen Federball hin und her schlägt, verdient man dabei ja gar kein Geld. Was bringt das also?

Ich holte mir ein Bier und starrte weiter auf den See, um unter Tränen meine Entscheidung zu treffen. Aber die war längst schon gefallen.

Alles für die Firma und alles für die Karriere!

Am Montagmorgen teilte ich meinem Chef die Entscheidung mit stolzgeschwellter Brust mit und erwartete ein Schulterklopfen von ihm. Doch er sagte nur beiläufig: „Die Pläne haben sich geändert, Herr Polder. Sie bleiben doch hier.“

Wie können sich denn solch weitgreifende Pläne von Freitagabend bis Montagmorgen ändern? Das können die Herrschaften doch nicht ernst meinen. Zuerst soll ich für ein paar Monate nach Australien, dann für immer und dann gar nicht mehr.

Perplex ging ich an meinen Arbeitsplatz. E-Mails beantworten erschien mir plötzlich unsinnig, und in den Meetings achtete ich mehr auf die Kollegen und deren Motivation, als auf das Fachliche, das bei solchen Meetings scheinbar eh nur zweitrangig war. Alles was ich erledigen wollte, schien mir plötzlich so sinnlos.

Eine weitere Woche verging, als mein Chef mich erneut in sein Büro zitierte. Diesmal war noch eine Dame von der Personalabteilung anwesend. Auf dem Tisch lag ein Dokument. Mit dem Zeigefinger schob mein Chef es mir ein Stück entgegen.

„Einmal auf Seite fünf und Seite sieben unterschreiben bitte." Ich überflog den Vertrag. Es war ein Arbeitsvertrag für Australien mit schlechten Konditionen und einem ‚One-Way-Ticket'.

„Aber Sie sagten doch, dass ich jetzt doch hierbleiben soll?"

„Nein, wir sind nie von unserem Plan abgewichen, ich weiß nicht wie Sie auf sowas kommen, Herr Polder."

„Darf ich den Vertrag mitnehmen und in Ruhe durchlesen?"

„Nein, wir haben es eilig. Sie müssen gleich unterschreiben", sagte die Personalreferentin.

Ich unterschrieb – <u>nicht</u> und verließ das Büro.

Analyse:

Permanente Änderungen bei sämtlichen Aufgaben, die auf dem Schreibtisch lagen und nun auch noch bei lebensverändernden Entscheidungen wurden von irgendwelchen Chefs eiskalt getroffen. Auf persönliche Belange wie ein Masterstudium zu beenden, wurde in keinster Weise Rücksicht genommen. Langsam erkannte ich, dass in dieser Firma von Menschlichkeit noch keiner was gehört hatte. Sein Wort zu geben, war an der Tagesordnung. Es zu brechen gehörte zum guten Ton und war anscheinend in irgendeinem Regelwerk fest verankert. Nach einem Jubel folgte maßlose Enttäuschung. Und ich ließ das alles mit mir machen, weil ich den Lügen von Beförderungen glaubte und mich von Gehaltserhöhungen blenden ließ.

TIPP

Lassen Sie sich niemals unter Druck zu einer Entscheidung oder einer Unterschrift hinreißen. Sie sind Herr über Ihr Leben und nicht irgendein Kollege, ein Chef oder irgendeine Firma, die sich gar nicht um Sie schert. Die wahre Motivation meines Chefs, sollte ich übrigens erst erkannt haben, als es schon zu spät war.

Auch sollte der innere Druck, den Sie entwickelt haben, nicht die Motivation sein, etwas zu entscheiden, was eigentlich nicht das Beste für Sie ist. Aus logischem Denken folgen sachliche und nüchterne Entscheidungen. Aber wenn sich innerlich alles dagegen sträubt, sollten Sie auf Ihre innere Stimme hören – denn die entscheidet, was gut für Sie ist.

Also treffen Sie Entscheidungen, die gut für Sie sind und nicht für andere!

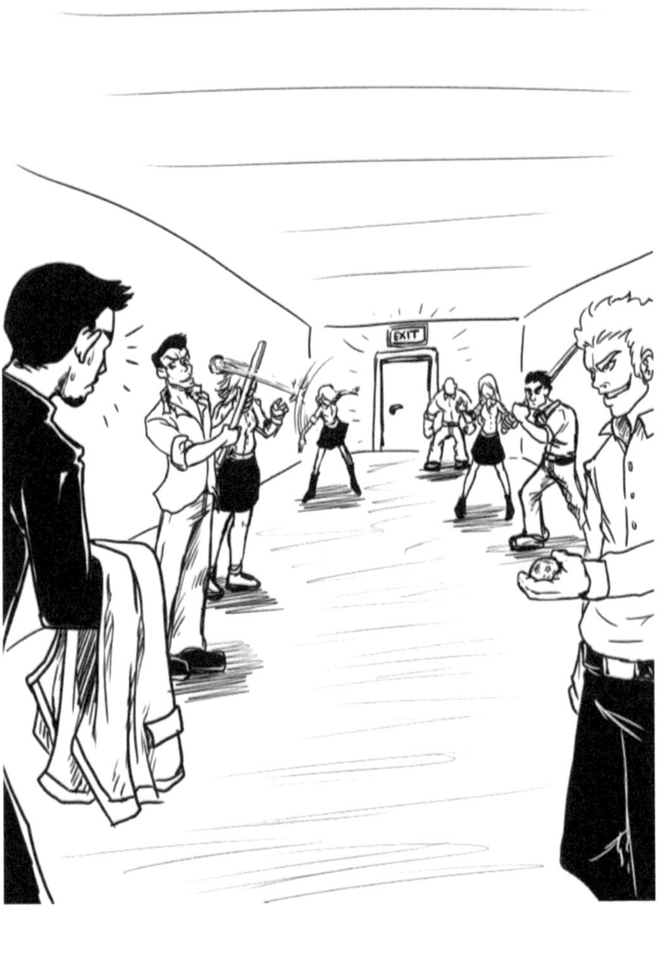
EXIT

Wer gemobbt wird …

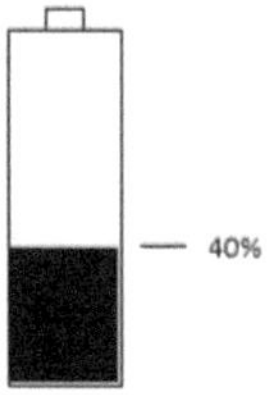

… muss irgendwas richtig gemacht haben, denn es wird auch nur der angegriffen, der den Ball hat.

Die darauffolgenden Wochen waren mehr als nur merkwürdig. Hatte ich doch sonst so viel Arbeit auf dem Schreibtisch liegen, konnte ich mich nun vor lauter Langeweile kaum noch wachhalten. Alle meine Projekte leiteten nun meine Kollegen. Von heute auf morgen bekam ich keine Anrufe mehr, wurde nicht mehr ins Büro meines Chefs gebeten, um wichtige Projektdetails zu besprechen und auch sonst hatte mein Büro so wenig Besucher wie Rotwild im Zoo. Die Kollegen liefen einfach daran vorbei.

Es gab plötzlich keinen Klatsch und Tratsch bei einem Kaffee mehr und Barbesuche nach der Arbeit fanden ab jetzt ohne mich statt. Es war wie verhext.

Nach gut zwei Wochen, die ich surfend im Internet verbrachte oder damit, Löcher in die Luft zu starren, überlegte ich mir, keine unbezahlten Überstunden mehr zu machen. Wozu auch? Um noch länger mit Nichtstun im Büro zu sitzen?

Mmh … Es ist 17:00 Uhr. Soll ich es wagen? Soll ich wirklich einfach so aufstehen und nach Hause gehen? Was werden die anderen wohl sagen? Und verdammt – was mache ich dann eigentlich, wenn ich zu Hause bin?

Ich überlegte lange – sehr lange, aber entschied mich dann schließlich dafür zu gehen. Ich stand von meinem Drehstuhl auf, zog unter Beobachtung ganz langsam meinen Mantel an und lief in Richtung Ausgang. Blicke der Kollegen durchbohrten mich. Einige standen mit offenen Mündern da. Einer klatschte Beifall, bis er von Peter mit einem leichten Schlag gegen den Oberarm davon abgehalten wurde. Es war ein Spießrutenlauf auf einer Ebene, die ich bis dahin noch nicht kannte. Schläge mit Stöcken hätte ich in diesem Moment dem Psychoterror vorgezogen.

Zuhause angekommen, plagte mich das schlechte Gewissen.

Mein Chef wirft mich morgen bestimmt raus.

Wieso habe ich nur sowas unendlich Dummes gemacht? Warum bin ich nicht einfach brav wie alle anderen im Büro geblieben?

Die Nacht verbrachte ich nicht schlafend, sondern mit durch Adrenalin und Sorgen weit geöffneten Augen. Schlafen ging nicht. Versuchen einzuschlafen, war eine Qual und wachbleiben Folter.

Am nächsten Morgen im Büro, als ich gerade meinen Mantel aufhängen wollte, zitierte mich mein Chef mit den Worten ‚Polder mitkommen' in einen Besprechungsraum, der so klein wie eine Besenkammer war. Zu meiner Überraschung war noch eine Kollegin aus der Personalabteilung anwesend.

„Herr Polder, was fällt Ihnen eigentlich ein? Haben Sie keinen Bock mehr?"

„Was meinen Sie damit, ob ich keinen Bock mehr habe? Ich arbeite hart und 60 bis 80 Stunden jede Woche. Da können Sie doch nicht …"

„Sie bringen nichts! Ihre Arbeit ist schlecht, Sie sind nichts wert und weder Ihre Kollegen, noch irgendein Vorgesetzter kann Sie hier leiden!"

„Aber Sie haben mir doch sämtliche Projekte entzo…"

„Halten Sie Ihr verdammtes Maul! Wie können Sie es wagen mir zu widersprechen!?", unterbrach er mich.

Ich schwieg, denn ich war überrumpelt von dem wahren Wesen dieses Mannes. *Aber er lobt mich doch sonst so für meine Arbeit. Was ist denn plötzlich los?*

Die Personalreferentin beruhigte mit Ihrer einfühlsamen Stimme die Situation.

„Herr Polder, Sie haben bislang hervorragende Leistung erbracht, aber in letzter Zeit gehen immer häufiger Beschwerden über Sie in der Personalabteilung ein. Vielleicht wäre es von Ihrer Seite aus angebracht über einen Wechsel nachzudenken. Das wäre für Sie sicherlich das Beste."

Ihre beruhigende und flirtende Art passte nicht zu dem was sie sagte, dennoch ließ ich mich davon einlullen und war ein bisschen beruhigter.

Aber was für Beschwerden denn? Ich bin gut mit allen hier. Mal ausgenommen die Zusammenarbeit mit Peter dem Sadisten.

„Was habe ich mir nur für eine Flasche in mein Team geholt!? Ich bereue, dass ich Sie eingestellt habe, Sie Versager!", brüllte mich mein Chef lauthals an.

Ich konnte mir das nicht länger anhören und wollte gerade gehen, als er mich mit einem festen Griff an meiner Krawatte packte, mich umdrehte und mich mit dem Rücken gegen die Wand presste. Er blickte zu Personalreferentin.

„Raus hier."

Mit zusammengepressten Zähnen und so nah an meinem Gesicht, dass ich seinen fauligen Atem riechen konnte, drohte er mir, mein Leben zur Hölle zu machen, wenn ich hier weiterhin Arbeitsverweigerung betreiben würde.

Er verließ den Besprechungsraum und schloss die Tür ganz langsam und leise, als wäre nichts geschehen.

Ich hingegen setzte mich wieder auf einen der Stühle und wusste nicht, ob ich wütend oder traurig sein sollte. Ob das gerade echt passiert war, oder ob ich geträumt hatte. Geschockt saß ich einfach nur wie versteinert da, bis das Licht ausging, da der Bewegungsmelder keine Bewegungen mehr wahrnahm.

Analyse:

Die Phase des Mobbings war für mich eine der härtesten Phasen, die viele Monate anhielt. Ich zweifelte an mir und meinen Fähigkeiten, und durch die vielen Widersprüchlichkeiten meines Chefs zweifelte ich zwischenzeitlich auch an meinem Verstand. Erst viel später erfuhr ich, dass der Vorgesetze meines Chefs so viel von mir gehalten hatte, dass er mich befördern wollte und ich die Position meines Chefs erhalten sollte.

In einem Meeting, das ohne mich stattfand, hatte mein Chef mich zum Feind erklärt und jedem mit einer Abmahnung gedroht, der mit mir Kontakt pflegte.

Damals zerstörten mich solche Methoden der Personalführung und trugen ihren Teil zu meinem Zusammenbruch bei.

TIPP

Sollten Sie sich in so oder einer so ähnlichen Situation befinden, spielen Sie das nicht runter. Das ist Mobbing und zermürbt einen Menschen innerlich.

- Ausgrenzung
- Demütigung
- Beleidigungen
- Drohungen
- Schikanen
- Nachstellungen oder
- Herabwürdigungen

gehören nicht in Ihr Leben. Weder ins Privat- noch ins Berufsleben!
Entwickeln Sie ein Gespür dafür und seien Sie sich selbst mehr wert, denn dann lassen Sie sich so etwas nicht allzu lange bieten.
Mobbing hat kein Mensch verdient. Sie auch nicht, also handeln Sie entsprechend!

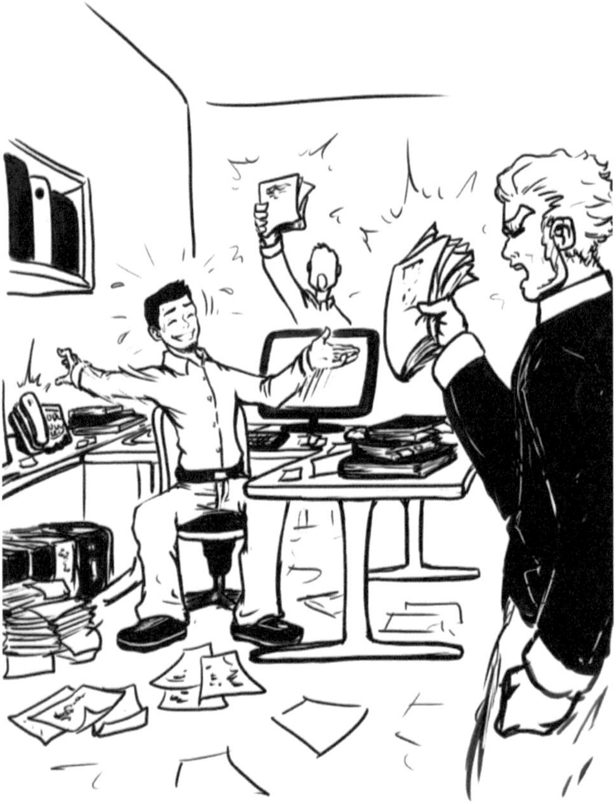

Arbeite ich viel, oder bin ich schon arbeitssüchtig?

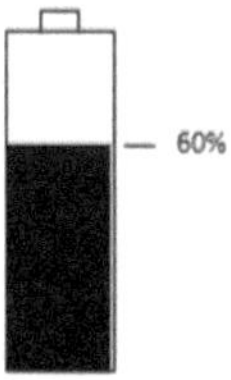

Am nächsten Morgen fuhr ich wie in Trance ins Büro. Alles kam mir so unwirklich vor. Wie in einem Schleier aus Nebel beobachtete ich die Menschen in Berlin, die alle hektisch zur Arbeit rannten. Meine Kollegen sprachen, meiner Wahrnehmung nach, viel schneller als sonst und ich bewegte mich wie in Zeitlupe. Meine Beine fühlten sich schwer wie Blei an und für das Schreiben einer E-Mail brauchte ich plötzlich ewig, denn mein Feuer für die Firma war fast erloschen.
Mein Chef jedoch kam wie selbstverständlich in mein Büro und legte mir einen Stapel Ordner auf den Tisch.

„Guten Morgen Herr Polder, können Sie das mal eben erledigen? Das sind Ihre neuen Projekte."
Kein Blick, keine Mimik, keine Geste und auch kein veränderter Tonfall deuteten auf die gestrige Situation in der ‚Besenkammer' hin.

Hat der einen Zwillingsbruder? Gestern bedroht der mich noch und legt mir nahe zu kündigen, und heute bekomme ich neue Projekte auf den Tisch? In was für einem Irrenhaus bin ich denn hier gelandet?

Die Projekte, die ich bekam, hatten ein Auftragsvolumen von 26 Millionen Euro. Eine Einweisung in diese Thematik bekam ich keine. Mir wurde nur gesagt, dass dies Projekte von höchster Priorität seien.

Was mach´ ich denn jetzt nur? Soll ich kündigen? Will der mich durch die viele Arbeit rausekeln?

Bevor ich mein Gedanken bis zum Ende ausführen konnte, klingelte schon das Telefon. Während ich telefonierte, klingelte bereits mein Smartphone und als ich nebenbei in mein Postfach schaute, sah ich wie im Sekundentakt eine E-Mail nach der anderen hereinflatterte. Ich war von den Kollegen in Schweden und Irland wieder voll eingespannt und hängen lassen wollte ich sie nicht. Also schaltete ich wieder ein paar Gänge höher und arbeitete Vollgas wie immer. Meine negativen Gedanken waren wie weggeblasen. Ich war wieder voll drin! Voll da! Also schnell meine Projektmanagementmaschinerie hochgefahren, einen Projektstrukturplan, einen Zeitenplan, einige Risikoanalysen erstellt und ein Arbeitspaket nach dem anderen abgearbeitet. Noch schnell, wie gewohnt, ein paar Präsentationen erstellt und nach jedem erreichten Meilenstein die Ergebnisse präsentiert. Flüge gebucht und ein Meeting nach dem anderen in den verschiedenen Ländern gemacht. Die Meetings gingen wieder bis in

den späten Abend und wurden anschließend in Restaurants und Bars weitergeführt. Koffer gepackt und wieder zurück nach Berlin geflogen, um dort kurz zu Hause verbeizuschauen, den Inhalt des Koffers gegen frische Klamotten zu tauschen, ein paar Unterlagen zu holen und weiter nach München, um die Vorlesungen des Masterstudienganges zu besuchen. Dort unter Betäubung und vollgedröhnt mit Koffein und Vitaminen, um dem Jetlag entgegenzuwirken, angekommen mal eben eine Präsentation über meine Masterarbeit gehalten und mir den Stoff über Kalkulation von Großprojekten reinzuballern. Energy Drinks waren mein neues Wasser, Bier war für mich flüssiges Brot und Zigaretten zur Gewohnheit geworden. Die Stunden, die ich für die Firma tätig war, schraubten sich auf 80 Stunden pro Woche hoch. Die vielen Stunden, die ich auf den Autobahnen und in den Vorlesungen verbrachte, zählte ich schon gar nicht mehr mit.
Es blieb keine Minute Zeit, um mir irgendwelche Sorgen zu machen, oder mal eine Minute innezuhalten, um meinen Lifestyle zu hinterfragen.

Es war ein Vollgasjob. Es war ein Vollgasleben – und ich liebte es!

Analyse:

Damals war mir das alles nicht klar, aber heute weiß ich, warum ich mich selbst so überforderte, alles von mir abverlangte und mich selbst so sehr quälte. Mir fehlte etwas. Mir fehlte sogar alles. Denn ich hatte ein, zumindest scheinbar, perfektes Leben und hatte das alles verloren. Auch wenn damals nicht alles so perfekt lief, ich hatte Beständigkeit und Rhythmus meinen Freundeskreis und eine ‚Familie'.
Daran, dass ich das alles verloren hatte, dachte ich gar nicht mehr. Ich arbeitete nur noch. Ich brauchte den Stress, den Druck und die Herausforderungen …

… bis ich schließlich arbeitssüchtig wurde, ohne es zu bemerken.

TIPP

Die Dosis macht das Gift, also kontrollieren Sie sie!

Fragen Sie sich:

- Arbeite ich mehr als gut für meine Gesundheit ist?
- Neige ich zu Kontrollsucht oder Perfektionismus?
- Spreche ich nur über den Job?
- Habe ich überhaupt noch ein Privatleben?
- Tue ich all das, um mich von etwas abzulenken?
- Vereinsame ich?

Dies können Anzeichen für eine Arbeitssucht sein, die Sie nicht einfach ignorieren, sondern hinterfragen sollten. Sich die Arbeitssucht einzugestehen ist allerdings die schwierigere Aufgabe.

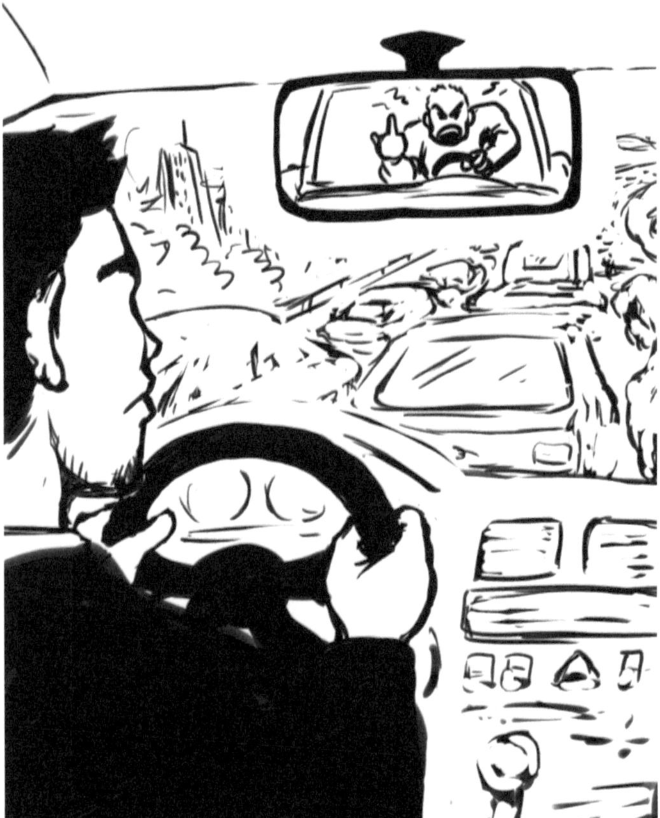

Wenn der Berufsverkehr zum Indikator von Zorn wird

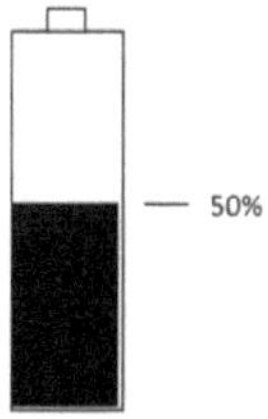

Wenn ich mal nicht in irgendwelchen Hotels in irgendwelchen Ländern war, fuhr ich morgens durch den dichtesten Berufsverkehr Berlins. Für nur 13 km benötigte ich eine gute Stunde. Genervt kam ich ins Büro und begrüßte die Kollegen nicht mit einem fröhlichen ‚guten Morgeeeen', sondern mit einem finster dreinblickenden Gesicht und einem gegrummelten ‚Morgn'. Die Tage im Büro fing ich gestresst und unter Hochspannung an und beendete sie übermüdet und zornig.

Eines Freitagmorgens, ich stand gerade mitten in Berlin an einem Stauende, blickte ich in den Rückspiegel und sah, wie ein Auto auf mich zuraste. Mit Lichthupe fuhr der Fahrer auf mich zu, brüllte laut und hupte wie ein verrückter. Ganze fünf Minuten lang, tobte, blinkte und hupte mich dieser wütende Mann an. Ich überlegte eine ganze Weile, was ich falsch gemacht haben könnte, oder wohin ich ausweichen sollte. Doch es gab keine Ausweichmöglichkeit, schließlich befand ich mich, wie viele tausend andere auch, in einem Stau!

Ich versuchte, trotz des Terrors in meinem Rückspiegel, ruhig zu bleiben. Es fiel mir verdammt schwer, aber ich konnte mich beherrschen.

Wie kann man denn so zornig sein, dass man morgens schon so einen Terror veranstaltet? Na der muss Probleme haben…

Angespannt saß ich an meinem Schreibtisch und erledigte wie besessen meine Projektarbeit. Am Nachmittag, während ich gerade meine 30. E-Mail beantwortete, poppte eine Erinnerung in meinem Bildschirm auf. ‚Fußballstadion mit Manuel heute 20:30 Uhr'.

Ha, das hätte ich ja fast vergessen. Gut, dass meine Selbstorganisation so gut funktioniert. Ich schrieb noch schnell ein paar E-Mails, erledigte die wichtigsten Telefonate und machte meine freitägliche Ablage zu Ende, denn Ordnung musste schließlich sein. Gegen 18:00 Uhr beschloss ich, aus besonderem Anlass, mal früher Feierabend zu machen, denn dass mich mein Freund Manuel aus Bayern in Berlin besuchte, kam lokationsbedingt nicht so häufig vor. Ich ging ins Büro meines Chefs, um mich ins Wochenende zu verabschieden. Doch an Stelle des erwarteten „Viel Spaß im Stadion" quakte mich mein Chef mit Projektthemen zu und faselte irgendwas von „geistiger Onanie im Wolkenkuckucksland" daher. Ich versuchte ihn zu unterbrechen, um ihm verständlich zu machen, dass ich dringend losmüsste, da ich Tickets fürs Stadion hatte. Doch ich hatte keine Chance. Jeden Satz, den ich begann, beendete er und kam von einem Thema ins nächste. Bis 20:00 Uhr hielt mich mein Chef im Büro und ließ mich nicht gehen. Nachdem das Smartphone in meiner Tasche zum 12. Mal vibrierte, griff ich danach, hielt es meinem Chef vor das Gesicht.

„Ich habe einen dringenden Termin mit einem Klienten. Ich muss los!"

Wie vom Blitz getroffen rannte ich aus dem Büro über den Parkplatz, während ich Manuel am Ohr hatte.

„Ich bin gleich da. Entschuldigung aber mein Chef ...! Ich beeile mich."

So schnelle es nur ging, raste ich in Richtung Stadion. Während der Fahrt noch schnell die Zähne geputzt und eine letzte E-Mail versendet. Dann Stau!

Was soll das denn jetzt? So eine verdammte Scheiße! Weg da! Aus dem Weg, ich muss ins Stadion! Außerdem wartet mein Freund vor dem Eingang auf mich! Für so einen Blödsinn habe ich jetzt keine Zeit.

Ich fuhr auf dem Standstreifen einige hundert Meter an den stehenden Autos vorbei, bis einer nach rechts ausscherte, um mich zu blockieren.

„Hau ab! Ich muss da durch!"

Mit Lichthupe und Gebrüll versuchte ich ihn zum Wegfahren zu bewegen. Doch keine Chance. Ich stieg aus und schlug solange gegen dessen Scheibe, bis er das Fenster öffnete.

„Haben Sie sie nicht mehr alle? Was soll der Mist. Lassen Sie mich vorbei, ich muss ins Stadion. Anpfiff ist in zehn Minuten!“

„Ick finde du solltest ma ne Valium nehmen, wa!“, antwortete er mir mit stoischer Ruhe und Berliner Akzent, bevor er wieder das Fenster schloss.

Analyse:

Konnte ich mich am Morgen desselben Tages noch beherrschen, so konnte ich es am Abend schon nicht mehr.
Warum war das so? Nun, eine gewisse Belastungsgrenze hat jeder. Der eine ist schon nach 4 Stunden Arbeit gereizt, der andere nach 12 Stunden und wieder andere haben die Ruhe weg. Ich hatte meine Belastungsgrenze, ohne es gemerkt zu haben, schon lange überschritten. Seit Monaten schon arbeitet ich viel zu viel. Hatte Stress mit meinem Chef, den Kollegen und in meinem Privatleben. Von einem normalen Leben mit einer 40-Stunden-Woche, Familie, Freunden und Spaß war ich weit entfernt. 60 Stunden pro Woche Minimum, 2 Stunden Stau jeden Tag und der Masterstudiengang forderten nun langsam ihren Tribut!

Morgens und abends eine Stunde im Stau zu stehen bedeutet, dass ich 44 Stunden im Monat auf der Straße verbrachte. Und das natürlich ohne Bezahlung. Das wiederum bedeutet, dass ich eine gute Woche im Monat an Freizeit in meinen Job investierte.
Überlegen Sie bitte, ob Ihnen der Job und das Gehalt so viel Wert ist, dass Sie und Ihre Familie auf so viel Freizeit verzichten wollen.
Die vielen unbezahlten Überstunden sind hierbei noch nicht einmal eingerechnet.

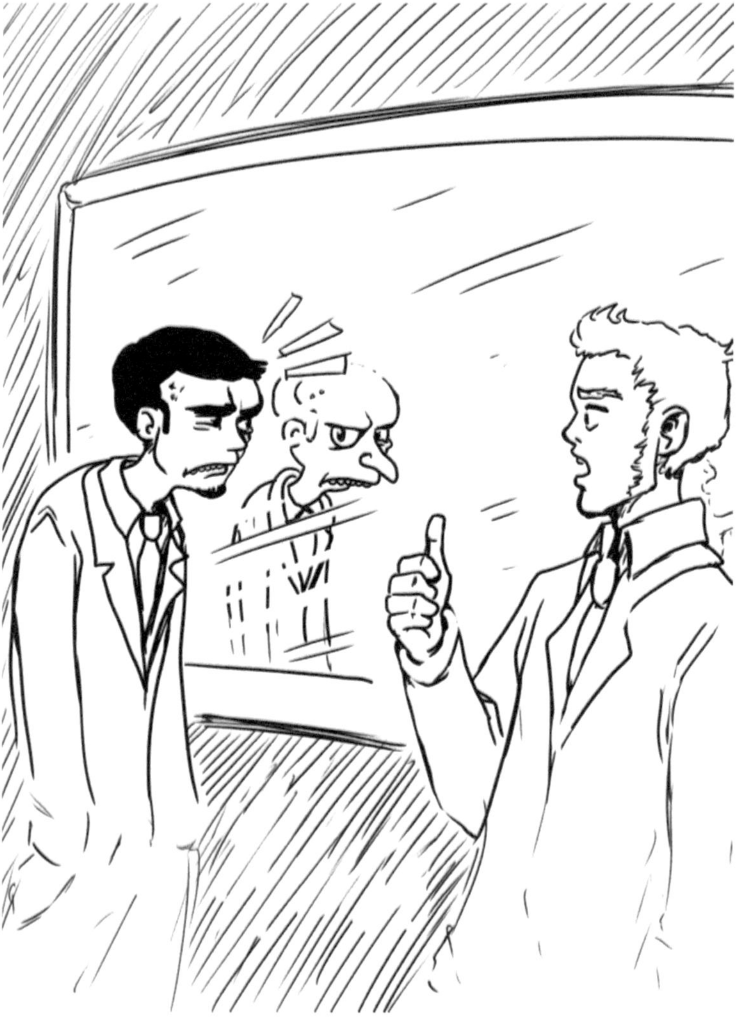

Werd´ ich alt, oder was ist denn …?

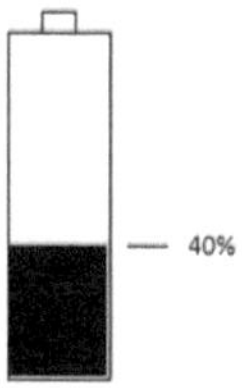

Ich lief gerade mit einem Kollegen an den verglasten Besprechungsräumen des Großraumbüros vorbei, als er hinweisend sagte „Schau mal Christoph“ und dabei auf unser Spiegelbild deutete.

Ich betrachte mich in den dunklen Scheiben und konnte nicht fassen, was ich da sah. Ich sah aus wie Mr. Burns von den Simpsons. Meine Arme waren dürr wie Besenstiele, mein Rücken hatte einen Buckel und im Lendenwirbelbereich ein Hohlkreuz. Mein Gürtel war im letzten Loch befestigt und dennoch rutschte meine Hose fast über meine Hüftknochen.

Um Gottes willen, was ist denn mit mir passiert? Wo ist denn mein durchtrainierter Körper hin?

Von meinem eigenen Spiegelbild erschrocken, beschloss ich sofort etwas daran zu ändern. Am selben Abend machte ich früher Feierabend, um Zeit für Sport zu haben. Also verließ ich das Büro schon um 21:00 Uhr. Zuhause angekommen zog ich mir meine Sportsachen an und ging mit einer Stirnlampe joggen, denn es war bereits stockdunkel geworden. Nach nicht mal 10 Minuten keuchte ich wie ein alter Dampfkessel, hatte Schmerzen in den Knien und im gesamten Rücken. Ich gab dennoch nicht auf und rannte weiter, bis ich zu einer großen Treppe kam.

Ha, die renne ich doch mit Leichtigkeit rauf und oben juble ich dann wie Rocky Balboa!

Ich rannte und kämpfte. Ich quälte mich – doch ich schaffte nicht einmal die Hälfte der Treppe, bevor mich die Unterzuckerung zum Aufgeben zwang. Traubenzucker oder etwas zu trinken hatte ich nicht dabei.

Ich Amateur!

Total entkräftet lief ich mit hängenden Schultern und gesenktem Kopf wie ein Verlierer ganz langsam nach Hause. Ich beschimpfte meinen Körper, weil er nicht mehr funktionierte. Ich beleidigte mich selbst, weil ich zu schwach geworden war, um eine Treppe hoch zu rennen. Und ich konnte mich nicht mehr im Spiegel anschauen, weil ich mich hässlich fand. In Selbstmitleid versunken, ging ich duschen und mied jeden Blick in den Spiegel. Ich konnte meinen eigenen Anblick nicht mehr ertragen.

Am nächsten Morgen im Büro spürte ich jeden Muskel in meinem Körper. Ich hatte nicht nur Muskelkater im gesamten Körper, sondern so dermaßen heftige Verspannungen im Nacken, dass diese mich am Denken hinderten und Blockaden im Lendenwirbelsäulenbereich, die mir das Sitzen schwerfallen ließen. Meine Augen schmerzten und meine längst verheilten Rippenbrüche meldeten sich mal wieder. Ich war 34 Jahre alt und ein körperliches Wrack geworden. Doch ich war eisern gewillt, dies zu ändern. Wenn nötig auch mit Gewalt. Ich hing meinen Boxsack wieder auf und zog täglich mein altes Sportprogramm, dass ich arbeitsbedingt vernachlässigt hatte, durch. Also jeden Abend eine Stunde Seilspringen, Joggen und Boxen. Wie besessen prügelte ich in den Sandsack, machte Situps, boxte weiter, machte Liegestütze, boxte weiter, machte Kniebeuge und boxte weiter. Doch Erfolg stellte sich keiner ein. Anstatt fitter zu werden und an Gewicht zuzunehmen, ging es mir stetig schlechter. Regelmäßig brach ich bei meinem Fitnessprogramm zusammen. Doch anstatt aufzuhören und mir was Gutes zu tun, machte ich dennoch weiter. Immer weiter.

Analyse:

Weder das Schleudertrauma, noch die Rippenbrüche, noch das Schädelhirntrauma, das ich bei dem Autounfall bzw. bei dem Überfall erlitten hatte, wurden jemals richtig behandelt.
Die Schuld gab ich den Ärzten, die nur redeten und irgendwas in meine Akte schrieben.
Auch war für mich die Tatsache, dass ich Kassenpatient war und auf jeden kleinen Termin mindestens sechs Wochen warten musste, schuld. Auf Akteneinträge und Wartezeiten hatte ich keine Lust mehr, also ging ich einfach nicht mehr zu Ärzten. Ich stellte die Firma über meine Gesundheit, saß lieber bis spät abends im Büro, statt mir etwas Gutes zu tun. Ich quälte mich und meinen Körper, weil ich es nicht anders gewohnt war. Die Spätfolgen bekam ich nach ein paar Jahren knüppeldick ab.

TIPP

Tun Sie sich um Gottes Willen sowas nicht an! Sie haben nur diesen einen Körper, also pflegen Sie ihn, seien Sie nett zu ihm und quälen ihn nicht unnötig.

Wenn körperliche Ursachen für Ihre Symptome verantwortlich sind, dann tun Sie alles dafür, dass die Ursachen behoben werden. Auch wenn es Zeit, Geld und Überwindung kostet oder es alternativer Heilmethoden bedarf, seien Sie sich selbst die Mühe und das Geld wert. Schleppen Sie sich nicht in die Arbeit, sondern heilen Sie erst einmal vollständig!

Falls Sie sich in meinem oben beschriebenen Zustand befinden sollten – ziehen Sie die Reißleine!

So können Sie nämlich nicht mehr lange weitermachen.

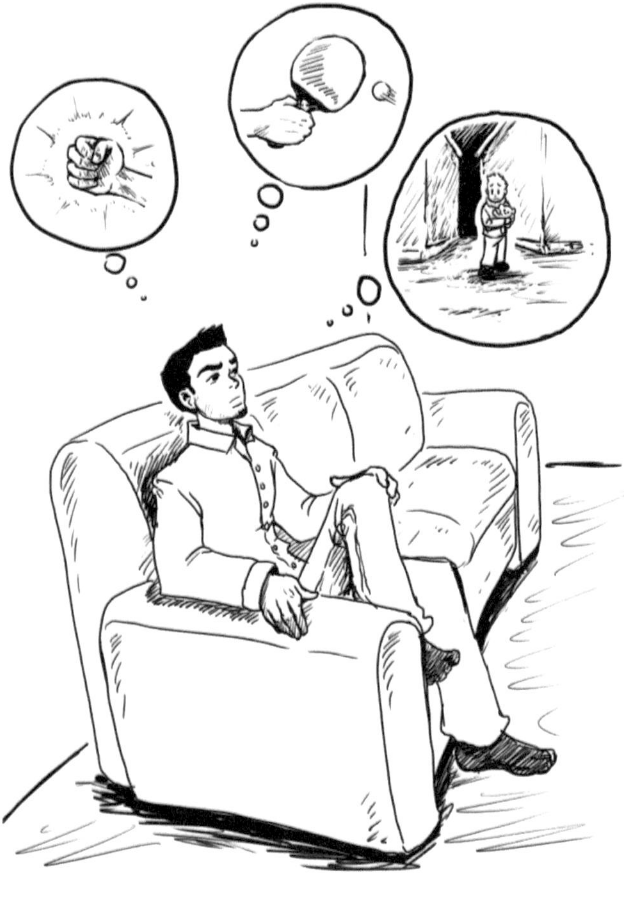

Schicksalsschläge

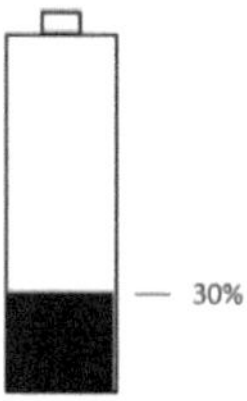

Es war mal wieder Sonntag geworden. Doch weder saß ich in einem Flugzeug, noch hatte ich die Möglichkeit, Arbeit mit nach Hause zu nehmen. Also saß ich nun da. In meiner neuen Wohnung in einer fremden Stadt ohne Freunde, Familie, Partnerin und ohne Hobbys. Denn meine so geliebten Berge waren hunderte Kilometer entfernt. Also hatte ich Zeit – Zeit zum Nachdenken und grübeln. An schöne Zeiten konnte ich mich nicht erinnern, denn da gab es nicht so viele. An eine schöne Zukunft wollte ich nicht denken, denn ich war irgendwie gefangen – gefangen in einem Strudel aus Arbeit, Stress und der Jagd nach dem großen Geld. Meine gebrochenen Rippen meldeten sich mal wieder und gaben mir Anlass zum Nachdenken. Ich dachte an einige Dinge, die mir in meinem Leben widerfahren sind und rätselte nach dem Grund, warum das alles so kam wie es kam.

Warum wurde ich im Alter von 5 Jahren von meiner eigenen Mutter am Straßenrand ausgesetzt und musste zusehen, wie das Auto immer kleiner und kleiner wurde, bis es schließlich verschwand?

Warum wurde ich im Alter von 5 Jahren am Silvesterabend in einer Großstadt auf einem Hügel vergessen, so dass ich hilflos und verängstigt durch diese gruselige Stadt irrte?

Warum schickte mich meine Mutter im Alter von 8 Jahren zu einem fremden Mann, der mich in ihrem Auftrag mit einem Tischtennisschläger verprügelte?

Warum ließ mich mein Vater, nachdem ich ihn im Alter von 16 Jahren kennenlernte, schon nach 3 Monaten im Stich und verschwand?

Warum starb meine erste Freundin im Alter von 17 Jahren?

Warum wurde ich im Alter von 17 Jahren während meiner Handwerkerausbildung geohrfeigt, wenn ich was falsch machte?

Warum starb ausgerechnet mein Freund und Vorbild, wegen dem ich das Motorradfahren anfing, als ich 20 war?

Warum wurde mir im Alter von 24 Jahren, als ich gerade beschloss meine Schulabschlüsse nachzuholen, ein Kind untergejubelt, so dass ich meinen zweiten Bildungsweg fast aufgegeben hätte, um Unterhalt zu zahlen, obwohl ich nicht der Vater war?

Warum lag ich mit 24 Jahren, wegen eines Tumors im Magen, im Krankenhaus?

Warum bekam ich nach dem Studium nicht meinen Traumjob, sondern landete in einer Firma mit Cholerikern als Chefs, die jedem dort das Leben zur Hölle machten?

Warum wurde ich mit 31 Jahren vor einem Club in Rumänien überfallen, sodass ich auf der Intensivstation lag?

Warum hatte ich kurze Zeit später einen so heftigen Autounfall, bei dem ich wieder gebrochene Rippen und ein Schleudertrauma hatte?

Und warum werde ich, obwohl ich hervorragende Arbeit leiste, so dermaßen gemobbt, dass ich langsam keine Lust mehr auf diese Firma habe?

Analyse:

Sachlich kann man nicht erklären, warum einige Menschen unbeschwert, ohne Stress und ohne solche Erfahrungen gemacht zu haben, durchs Leben gehen und andere das ganze Leben lang zu kämpfen haben.

Ich persönlich glaube mittlerweile an Schicksal, also dass alles von einer höheren Macht vorherbestimmt ist und wir unterschiedlichste Dinge zu lernen haben.

Ich hatte offenbar zu lernen mit Verlusten, Gewalt und Einsamkeit umzugehen, was zwar eine extrem bittere Pille für mich war, mich jedoch zu dem werden ließ, der ich heute bin. Ein warmherziger, friedvoller und geselliger Mensch!

TIPP

Die Vergangenheit lastet auf uns, solange wir sie nicht verarbeitet haben. Da macht auch Ihre Vergangenheit keine Ausnahme! Ich kann Ihnen nur raten, all die bitteren Pillen, die Sie in Ihrem Leben bereits schlucken mussten, einmal aufzulisten, zu analysieren und anschließend aufzuarbeiten.

Meine oben aufgelisteten Schicksalsschläge beispielsweise konnte ich zu den drei Punkten:

- Verluste
- Gewalt und
- Einsamkeit

zusammenfassen und später aufarbeiten.

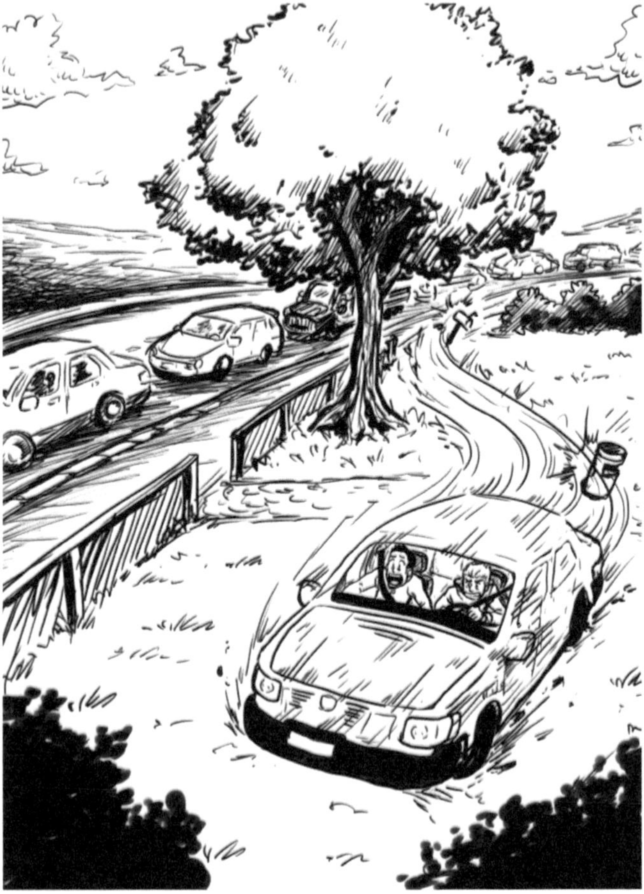

Was krank machen muss

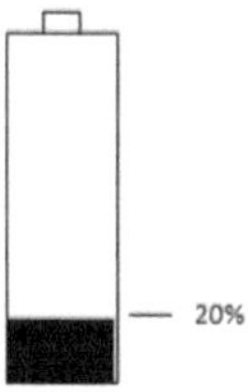

Am nächsten Morgen saß ich in einem Flieger in Richtung Schottland. Während des Fluges versuchte ich mich auf die Termine, die ich dort hatte, vorzubereiten aber irgendwie konnte ich mir weder etwas merken, noch hatte ich die Motivation mir Informationen durchzulesen die spätestens in einer Woche wieder geändert würden. Todmüde starrte ich die Unterlagen an, ohne darin zu lesen. Ich versuchte einzuschlafen, war aber wegen des neuen Landes, den fremden Kollegen und der Sprache, die mich erwarten würde, so nervös, dass ich chronisch unruhig war.

Das Flugzeug setzte zur Landung an.

Ist es immer noch dunkel? Oder schon wieder? Habe ich einen Tag verpennt oder wie spät ist es eigentlich? Der Flughafen in Sydney sieht plötzlich so klein aus. Äh?

Total verwirrt, fast schon weggetreten stieg ich in Edinburgh aus und merkte anhand der Kälte und des Regens, dass ich nicht bis nach Australien, sondern nur ein paar Stunden geflogen war. Ich lief der Masse nach, bis ich am Ausgang Personen mit Chauffeurmützen und Schilder in den Händen sah.

Lustig. Vor ein paar Monaten habe ich diesen Job als Flughafentransferfahrer auch noch gemacht.

Tatsächlich war es schon 12 Jahre her, dass ich diesen Job machte, aber irgendwie hatte ich in dieser Situation einen Flashback. Ich starrte auf die Schilder und suchte meinen Namen, oder das Firmenlogo, denn ich sollte abgeholt werden.

Warum steht denn nirgendwo mein Name? Haben die mich vergessen?

Es dauerte eine ganze Weile bis mir wieder einfiel, dass ich einen Mietwagen nehmen und nicht abgeholt werden sollte. Nach einer halben Ewigkeit, die Sonne versuchte gerade aufzugehen, tat sich aber schwer durch den dichten Nebel zu dringen, fand ich endlich meinen Mietwagen. Ich stieg ein, doch da war kein Lenkrad.

Äh, wo zum … Oh, ich bin ja in Schottland. Ich rutschte auf die rechte Seite, nachdem mir klar wurde, dass dort Linksverkehr herrschte.

Mmh – Die Gangschaltung ist wie in Deutschland. Nur schalte ich jetzt halt mit der linken Hand.

Ich gewöhnte mich recht schnell an das Auto, aber der Verkehr in Edinburgh machte mich schon noch nervös. Schließlich musste ich nicht nur auf den Verkehr achten, denn in meinen Augen fuhren alle auf der falschen Seite, sondern auch noch Straßenschilder lesen und mich orientieren, um das Büro zu finden. Nach einer Stunde kam ich total gestresst und durchgeschwitzt am Büro in Schottland an.

Zeit für ein Frühstück. Wo bekomme ich denn hier was?

Die Kollegen, die mich schon von Weitem anhand eines Fotos erkannten, kamen auf mich zu und redeten auf mich ein. Ich verstand kaum etwas von dem, was sie sagten, jedoch erkannte ich anhand ihrer Körpersprache, dass ich wohl einsteigen sollte und wir es eilig hatten. Ich saß auf dem Beifahrersitz. John, der so klein war, dass er gerade eben über das Lenkrad sehen konnte, fuhr und hinten saß Johny, der größte von uns. Er war ehrlich gesagt so riesig, dass er nicht aufrecht in dem Fahrzeug sitzen konnte, sondern seinen Kopf zur Seite neigen musste und dennoch mit der Schläfe die Decke berührte. John fuhr so unsicher, als hätte er nie einen Führerschein gemacht, alle paar Sekunden drückte er aufs Gas, um kurze Zeit später ruckartig zu bremsen.

Was macht denn der da? Wir fahren gerade auf einer Landstraße, die fast komplett leer ist und der fährt, als wären wir im Stop-and-go-Verkehr.

Johny der Riese erzählte unentwegt irgendwelche Geschichten, von denen ich aufgrund des schottischen Akzents nur die Hälfte verstand. Anfangs fand ich seine extrem hohe und feminine Stimme noch amüsant, vor allem da er so ein Kollos von einem Mann war. Doch nach einer Stunde nervte mich sein Gegacker so dermaßen, dass ich Kopfschmerzen bekam.

Wo sind denn meine Schmerztabletten? Verdammt, die letzte habe ich im Flugzeug eingeschmissen.

John fuhr immer noch als wären wir im Stop-and-go-Verkehr und hustete alle paar Sekunden so unangenehm und so laut, dass ich jedes Mal zusammenzuckte. Es war ein keuchendes und trockenes Husten, was er schon seit Wochen hatte, ihm aber kein Arzt helfen konnte. Stunden über Stunden fuhren wir durch die vernebelten Highlands ins Nichts. Stundenlang dröhnte das Radio so laut, dass wir uns anschreien mussten, um uns zu verstehen. Stundenlang das Gehuste von John, das Gegacker von Johnny und diese holprige und unsichere Fahrt, von der ich glaubte, niemals wieder nach Hause zu kommen. Sechs Stunden Später kamen wir endlich an unserem Ziel an, um dort -vor verschlossenen Türen zu stehen. Mit den Worten

„Oh, da habe ich mich im Datum geirrt“ stiegen wir wieder ein und fuhren zurück.

Meinen die beiden das ernst? Ich komme extra von Deutschland bis in die Highlands, um dann vor einer verschlossenen Türe wieder kehrt zu machen?

Rückfahrt. Wieder sechs Stunden Lautes Radio, Gegacker von der Rückbank und Gehuste vom Fahrer. Hustete er mal für eine Minute nicht, hustete es in meinem Kopf wie ein Ohrwurm weiter. Es war eine Horrorfahrt, wie ich sie noch nicht erlebt hatte. Gegessen hatte ich den ganzen Tag noch nichts. Müdigkeit und die Kopfschmerzen quälten mich.

Zurück in Edinburgh, ich sah gerade wie John ein Überholmanöver startete, sagte ich: „Das schaffst du nicht.“ Er reagierte nicht, hustete nur vor sich hin und fuhr stoisch weiter.

„Das schaffst du nicht!“, rief ich etwas lauter.

„Mach endlich was, dass schaffts du nicht!!!“, brüllte ich ihn an. Doch es half alles nichts. Die Spur verengte sich von zwei auf eine, aber John fuhr einfach geradeaus weiter. Er fuhr über den Bordstein, auf die Grünfläche, wich einem Baum aus, rammte zwei Mülltonnen und wich dem nächsten Baum aus. Ohne zu bremsen, fuhr er hustend einfach weiter. Er fuhr über eine Hofeinfahrt, streifte einen Briefkasten, um dann wieder runter auf die Straße zu brettern. Mit einem „Huch“ fuhr er weiter, als wäre nichts gewesen. Die kaputten Felgen, die verkratzte Seite und der Müll auf der Windschutzscheibe störten ihn nicht.

Was stimmt denn nicht mit ihm?

Abends am Flughafen angekommen, lief ich Richtung Gate und spürte meinen Körper – wie ich ihn zuvor nie gespürt hatte. Als würde eine Droge durch meine Venen fließen, kribbelte mein ganzer Körper. Meine Haut fühlte sich an, als würde ich kochen. Und meine Wahrnehmung veränderte sich schlagartig. Ich blieb mitten in der Halle stehen, sah die vielen Lichter an, die auf mich zuzukommen schienen und sackte zusammen. Ich rappelte mich wieder auf, trank eine Cola und schleppte mich in das Flugzeug. Als ich anfing zu husten und Blut in meinen Händen sah, wurde mir schwarz vor Augen.

Als ich aufwachte, waren wir bereits gelandet und ein Krankenwagen wartete auf mich.

Analyse:

Es gab Zeiten, da war ich 24 Stunden am Tag für Firmen tätig!
War ich in einer Firma beschäftigt, für die ich nur 8 Stunden pro Tag arbeitete, suchte ich mir einen weiteren Job, machte mich selbstständig, oder studierte noch den Master in Projektmanagement nebenher.
Symptome wie:

- Kopfschmerzen
- Nackenverspannungen
- Augenschmerzen
- Augenringe
- Tinnitus
- Rückenschmerzen
- Schlechte Laune
- Müdigkeit etc.

ignorierte ich, oder betäubte sie mit Schmerzmitteln, Alkohol und Koffeintabletten.

Diese Geschäftsreise allerdings knockte mich so dermaßen aus, dass ich nach meinem Krankenhausaufenthalt noch ganze drei Wochen mit hohem Fieber und halb tot auf der Couch lag.

Es war diese komplett sinnentleerte Fahrt, für die ich extra von Berlin in die Highlands geflogen bzw. gefahren war. Der Grad der Inkompetenz meiner Kollegen, die weder Autofahren, noch einen Terminkalender lesen konnten und der Druck, der auf mir lastete. Sowohl der Druck der Firma, als auch – oder besser vor allem der Druck, den ich mir selbst auferlegte. Denn ich „musste" mich beweisen, „musste" viel Geld verdienen, „musste" befördert werden und ich „musste" doch gut sein, um von der Gesellschaft und meinen Chefs anerkannt zu werden.

TIPP

SIE müssen GAR NICHTS!

Streichen Sie das Wort ‚muss' aus Ihrem Leben und Sie werden einiges verändern!

Sie müssen weder:

- Ihrem Chef gefallen
- Unbezahlte Überstunden machen
- In dieser Firma bleiben
- Ihrer Familie gefallen
- Zu- oder Abnehmen
- Mit Ihrem Ehepartner zusammenbleiben
- Noch ein Haus besitzen

Wenn Sie etwas so dermaßen belastet, dass es Sie krank macht, trennen Sie sich davon bzw. ändern Sie es – auch wenn es schwerfällt und egal, was andere denken!

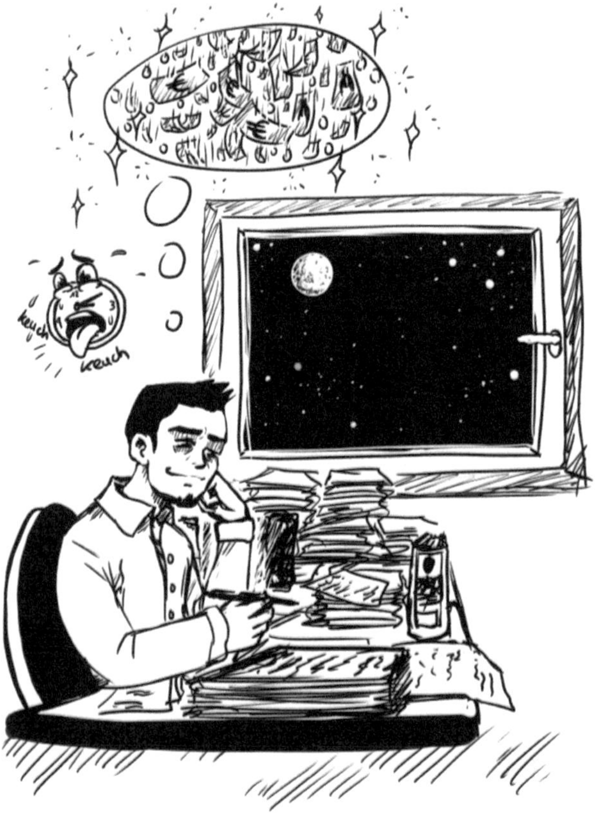
keuch
keuch

Moneypulation

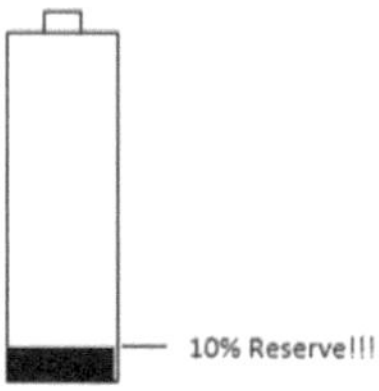

Nach den drei Wochen, die ich krank und mit schlechtem Gewissen auf der Couch verbrachte, da ich nichts leistete, schleppte ich mich mit wackligen Beinen wieder ins Büro. Ich war noch so geschwächt, dass ich für alles länger als gewohnt brauchte und mich körperlich mehr anstrengen musste, um die gleiche Leistung wie zuvor zu bringen.

Ein paar Tage später klopfte mein Chef an meinem Büro.

„Wie sind Sie denn ausgelastet, Herr Polder?"

„Na ja, so zu 120 Prozent, ich habe richtig viel zu …"

„Ich kann mich doch auf Sie verlassen?", unterbrach er mich. „Sie sind ein Leistungsträger und mein bestes Pferd im Stall. Ich brauche Sie, die Firma braucht Sie."

„Aber ich kann langsam nicht mehr. Mein Schreibtisch ist voll bis obenhin."

„Ich habe nur noch ein weiteres Projekt für Sie in der Pipeline. Das hat Prio 1 und kommt direkt vom Vorstand. Wenn Sie das im vorgegebenen

Zeitrahmen schaffen, werden Sie unsterblich in dieser Firma und ich befördere Sie“, sagte er motivierend. Als Anreiz bekam ich jetzt schon einen Gehaltssprung von 500 € pro Monat, was mich natürlich pushte und mich von dem großen Geld träumen ließ.

Deshalb habe ich den Job gewechselt, deshalb bin ich hierhergezogen. Ich habe immer nach dem großen Geld gejagt. Jetzt hol´ ich es mir.

Ich beraumte ein ‚Kick-off-Meeting‘ ein, holte mir sämtliche wichtigen Informationen, verschaffte mir einen Überblick über die Materie und arbeitete Pläne aus, wie ich das Projektziel am effektivsten, effizientesten und so perfekt wie es mein Anspruch war, zu erreichen. Trotz allen Projektmanagementkenntnissen und strukturierter Arbeitsweise musste ich noch mehr Zeit investieren. Also kam ich nun noch eine Stunde früher ins Büro, verzichtete komplett auf die Mittagspausen und arbeitete abends ebenfalls länger. Ich verzichtete auf mein mir auferlegtes Sportprogramm und nahm stattdessen ordnerweise Arbeit mit nach Hause. Ernährt habe ich mich von Eiweißshakes, Fastfood und Bier.

Wenn ich nun im Ausland war, flog ich schon gegen 3:00 Uhr morgens los, um rechtzeitig im Büro zu sein und den Berufsverkehr zu meiden. Auch wenn solche Tage ebenfalls erst nach Mitternacht endeten – ich zog es durch. Trotz größter Müdigkeit und Erschöpfung gab ich über viele Monate übermenschlich viel Gas. Hatte ich zwischenzeitlich ein Tief, motivierte mich mein Chef wieder damit, dass er mich brauchen und die dicke Karriere auf mich warten würde.

Nach acht Monaten war es nun endlich geschafft. Das Megaprojekt war abgeschlossen und ich bereit, es dem Vorstand zu präsentieren. Zuvor jedoch sollte ich meinen beiden Chefs meine Ergebnisse vorstellen und ihnen alle Details und Funktionsweisen erklären, was ich selbstredend tat. Ich blickte in leuchtende Augen und zufriedene Gesichter.

Jetzt musste ich nur noch abwarten, bis die Personalabteilung auf mich zukommen würde, um mich zu befördern.

Ich träumte von Geld und malte mir aus, was ich mir davon so alles leisten könnte. Es waren schöne Träume!

Analyse:

Was ich mir damals antat, wusste ich nicht. Was mir damals angetan wurde, konnte ich nicht ahnen. Dass ich regelmäßig 80 Stunden pro Woche für eine Firma gerissen hatte, ließ mich wichtig erscheinen. Ich fühlte mich gebraucht und ich tat das, was ich am besten konnte: Arbeiten und unmöglich scheinende Ziele erreichen.

Ich hatte auch dieses Mal mein Ziel erreicht und der Firma einen fortlaufenden Deal im dreistelligen Millionenbereich eingefahren.

Ich war am Zenit meines Schaffens angelangt und war so unheimlich stolz und zufrieden!

Jetzt konnte die mega Beförderung und die ganz dicke Kohle kommen.

TIPP

Damals hätte ich es wahrscheinlich nicht geglaubt, wenn mir das jemand gesagt hätte. Aber Geld macht nur glücklich, wenn Sie auf der Jagd danach sind. Haben Sie es dann, lächeln Sie nur ein paar Monate deswegen und danach? Danach sind Sie genauso glücklich oder unglücklich wie zuvor.

Klar, Geld haben ist besser als arm sein, aber was haben Sie von Ihrem Geld, wenn Sie krank sind?

Ich kannte Kollegen, die mit 45 Jahren das Zeitliche gesegnet haben und Kollegen, die mit 30 Jahren psychische Wracks wurden. Auch kenne ich Solche, die in Rente gingen und vor sich hinsiechten, weil sie nicht mehr gebraucht wurden und einsam waren.

Das ist das Geld nicht wert!

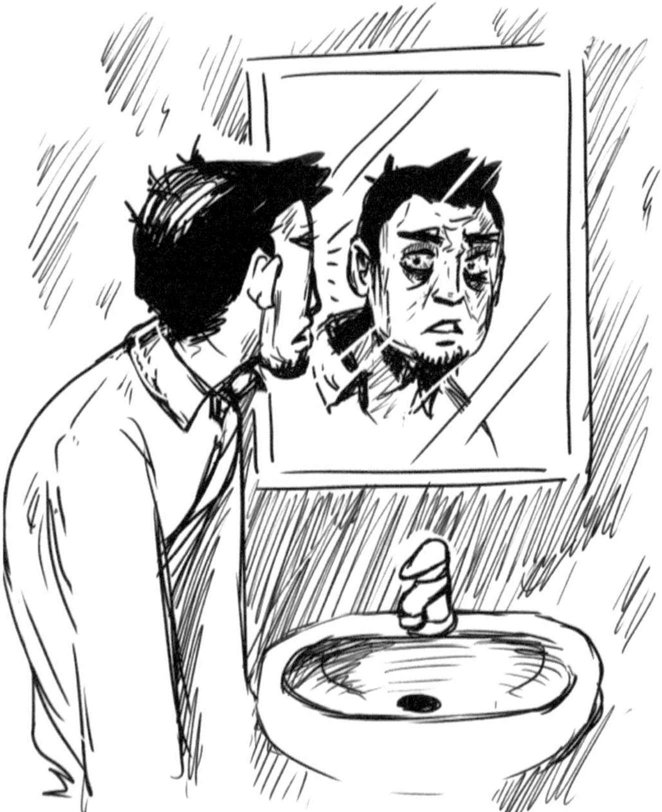

Um Gottes willen, wie sehe ich denn aus?

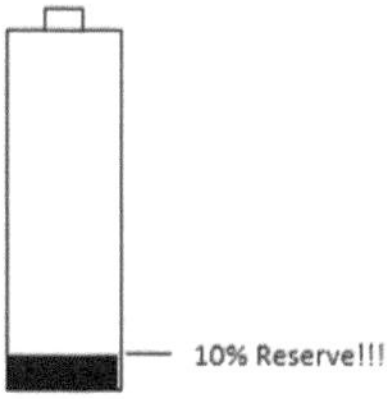

Es war Freitag geworden und meine glorreiche Beförderung rückte näher. Voller Vorfreude, aber irgendwie behäbig, quälte ich mich aus meinem Bett und schleppte mich ins Bad. Ich blickte kurz in den Spiegel und erschreckte mich vor meinem eigenen Spiegelbild. Aus Neugierde mied ich dieses Mal nicht den Spiegel, sondern betrachtete mich intensiv. Obwohl ich wusste, dass ich nicht auf das Bild eines fremden Mannes blickte, erkannte ich mich selbst nicht wieder. Ich war klapperdürr geworden, hatte eingefallene und blauunterlaufene Augen.

Meine Augäpfel waren mehr gelb als weiß und mit roten Äderchen übersät. Meine Haare waren zum Großteil ausgegangen, mein Gesicht war aufgedunsen und kugelrund. Meine Haut war blass und mein Rücken war krumm. Nur ein paar Sekunden stand ich über dem Waschbecken vor dem Spiegel gebeugt und konnte vor Schmerzen schon nicht mehr stehen, ohne mich abzustützen.

Mit einem Schulterzucken und einem „Na ja, jetzt bin auch ich etwas älter geworden" ging ich in die

Küche und öffnete meine Schublade wie jeden Morgen. Dass ich morgens 12 Tabletten gegen Schmerzen und zum Aufputschen, zudem abends nochmals 9 Tabletten zum Runterfahren einschmiss, war absolute Routine geworden.

Trotz der körperlichen Beschwerden fuhr ich mit einem Feuer in mir ins Büro, denn ich hatte Großes geleistet und mein Lohn für meine Verdienste würde bald kommen.

Wir saßen gerade in einem Meeting, um weitere Projekte zu besprechen, als mich mein Chef, der neben mir saß, anstupste und lächelnd sagte:

„Der Vorstand war begeistert von Ihrem Projekt. In dieser Abteilung wird demnächst einiges passieren!“

Er zwinkerte mir zu und verließ das Meeting.

Mit stolzgeschwellter Brust und total euphorisch fuhr ich am Abend zu einem Date, dass ich mir über das Internet organisiert hatte. Statt nur einen Kaffee trinken zu gehen, lud ich sie zu einem Comedy Event ein. Mit meiner neuen Lederjacke, meiner Breitling und dem bevorstehenden Durchbruch in der Firma kam ich mir vor, als wäre ich Gott. Erhaben saß ich in den oberen Reihen mit bestem Blick und genoss den Abend. Kurz dachte ich an mein Spiegelbild und betäubte diese Erinnerung mit einem Bier. Gegen die plötzlich auftretende Müdigkeit trank ich einen Energy Drink und kramte in meiner Jackentasche nach Hilfe.

Oh, eine habe ich noch.

Ich warf mir eine Koffeintablette ein und spürte, wie mein Herz anfing zu rasen. Zur Beruhigung trank ich ein weiteres Bier und nahm prophylaktisch noch eine Schmerztablette. Denn ich wollte den Abend genießen und nicht irgendwann irgendwelche Schmerzen bekommen. Wir zwei lachten und amüsierten uns, wie ich es schon lange nicht mehr getan hatte. Es war einfach unbeschreiblich toll.

Nach diesem gelungenen Abend und einer animalischen Nacht, die ich mit meinem Date verbrachte, wachte ich am nächsten Morgen gegen 13:00 Uhr total zerstört auf. Mein Kopf dröhnte, mein Tinnitus brüllte mich an, mein Körper wollte nicht mehr und in mir war eine große Leere zu spüren, die nur noch durch mein Feuer für die Firma und meinen bevorstehenden Aufstieg erleuchtet wurde.

Analyse:

Ohne den Hauch einer Ahnung davon zu haben, dass ich mich am Rande der Erschöpfung befand, machte ich weiter. Immer weiter. Weder merkte ich, dass ich kein soziales Umfeld mehr hatte, noch, dass ich keinen Tag ohne Tabletten überstanden hätte. Auch daran, dass ca. 16 Stunden Arbeit am Tag nicht normal sein konnten und ich zusätzlich noch den Masterstudiengang absolvierte, verschwendet ich keinen Gedanken. Wie eine Lok auf zwei Beinen, die bergab rannte, lebte ich mein Leben am Limit und nichts konnte mich davon abbringen, meine Karriereziele zu erreichen.

Fast nichts!

TIPP

Wenn Ihre Seele leidet, äußert sich das durch körperliche Symptome. Wenn Sie bemerken, dass Ihr Körper sich verändert und Sie Schmerzen haben, sind das Zeichen, dass Sie etwas in Ihrem Leben ändern sollten! Körperliche Symptome durch Tabletten, Alkohol, Drogen oder sonstige Laster zu betäuben hilft gar nichts!
Ich beispielsweise wurde arbeitssüchtig, ohne zu wissen warum. Ich klammerte mich an die Firma, das Lob der Chefs und das viele Geld, ohne zu bemerken, dass es der letzte Strohhalm war, der in meinem Leben noch existierte.
Die Folgen von jahrzehntelanger Selbstgeißelung sollte ich letztlich verheerend zu spüren bekommen!

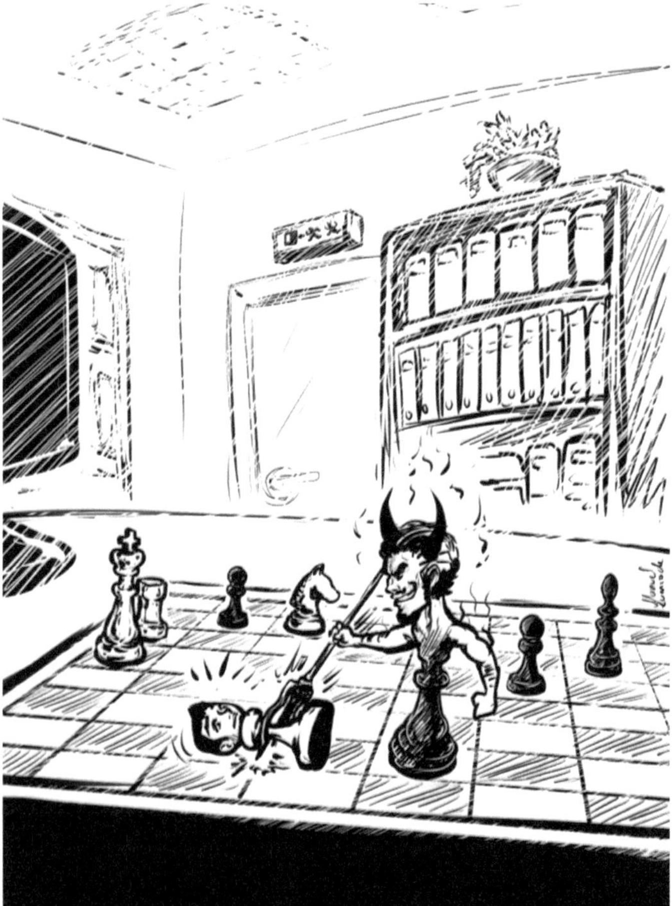

Bauernopfer gibt es immer

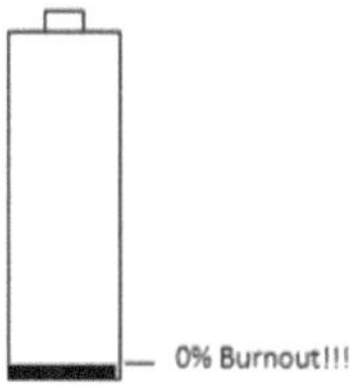

Am Montag drauf war es endlich soweit. Ich hatte einen Termin bei der Personalabteilung und fuhr voller Vorfreude ins Büro. Ich war so unfassbar aufgeregt, denn was man in der nächsthöheren Position verdienen würde, hatte ich schon gehört, konnte es aber nicht glauben, dass ich jemals so ein hohes Gehalt bekommen würde.

Was mache ich denn mit so viel Geld? Einen Porsche oder ein Boot kaufen? Ein Haus bauen? Oder einen richtigen teuren Urlaub auf Bora Bora? Endlich macht sich die viele Arbeit bezahlt. Auch den Master habe ich abgeschlossen und einen dicken Bonus kassiert.

Ich war so stolz auf mich, dass ich das alles bis hierhin, trotz allen Gegenwinden, durchgezogen hatte. Es war Zeit für den Erfolg.

Um 11:00 Uhr war es dann endlich soweit. Der Vorstand persönlich kam in unsere Abteilung und trommelte alle Mitarbeiter zusammen. Es gab Sekt, Kaffee und Kuchen und alle, außer mir und meinen Chefs, wunderten sich, was der Anlass für diese Zusammenkunft sein konnte. Der Vorstand hielt eine lange Rede, lobte alle Mitarbeiter für die hervorragende Leistung und motivierte uns, weiter Gas zu geben, denn früher oder später würde sich das für jeden bezahlt machen. Und dann war es endlich soweit.

„Heute möchte ich einen Mann ganz besonders loben und ihn unsterblich machen, denn was er in den letzten Monaten geleistet hat, hat der Firma einen Multimillionen-Deal eingebracht und darum ist es nur fair ihn zu befördern und mit einem sechsstelligen Bonus zu belohnen!“

Was sechsstellig? Ich werd´ bekloppt! Da hat sich die Frage, ob Porsche oder Boot ja schon erledigt. Ich kauf´ mir einfach beides!

Mit weit geöffneten Augen stand ich da und konnte mein Glück nicht fassen. Und mit offenem Mund stand ich da, als der Vorstand nicht mich, sondern meinen Chef und Peter nach vorne holte und ihnen den symbolischen Scheck überreichte. Er lobte sie weiter und weiter und sagte zu uns, dass wir uns sie als Vorbild für perfekte Arbeit nehmen sollten.

Was soll der Mist denn jetzt? Ich habe diesen Millionen-Deal abgewickelt und die Arbeit ganz alleine gemacht. Wieso kassieren die beiden jetzt die Lorbeeren, werden befördert und bekommen meinen Bonus?

Ich konnte nicht fassen, was da gerade passiert war. Ich ging in mein Büro und musste mich setzen.

All die Monate, die ich mich für die Firma krumm gearbeitet habe. All die unbezahlten Überstunden. All die Flüge und die vielen Meetings. All die abgeschlossenen Verträge. Es soll alles umsonst gewesen sein?

Total zerstört saß ich an meinem Schreibtisch über meinen Unterlagen. Ich wollte weiter arbeiten, aber irgendwas blockierte mich. Ich musste doch dieses Telefonat führen und noch eine E-Mail für das Projekt schreiben, aber ich fand keine Motivation mehr. Ich war am Ende meiner Kräfte. Ich war fertig.

Das Telefon klingelte. Es war mein Chef.

„Herr Polder, ich verstehe, dass das heute ein beschissener Tag für Sie sein muss und muss Ihnen leider mitteilen, dass er nicht besser wird!", blökte er lachend ins Telefon. „Hiermit sind Sie fristlos entlassen!!!"

In Schockstarre verharrte ich auf meinem Bürostuhl und konnte weder denken noch irgendwas sagen. Ich war komplett bedient.

„Der Grund dafür ist übrigens Ihre 17-jährige Kollegin, die Sie wegen sexueller Belästigung angezeigt hat. Deswegen … hahaha … Herr Polder, muss ich Sie leider bitten das Büro zu verlassen."

Ich registrierte das Klicken im Hörer – und da machte es auch bei mir Klick.

Ich nahm alles nur noch verschwommen wahr. Mein Tinnitus brüllte mich so laut an wie noch nie. Mein ganzer Körper kribbelte, als würden Ameisen unter meiner Haut entlanglaufen. Und ich konnte nichts machen, außer vor mich hinzustarren. Regungslos saß ich minutenlang da und wusste nicht wie mir geschah. Vor mir lag Post aus der Personalabteilung, den Inhalt verriet mir mein Chef schon über das Telefon.

Das Klopfen an der Tür bekam ich nicht mehr mit. Dass zwei Securitys hereinkamen und mich wie einen Schwerverbrecher hinausgeleiteten schon noch. Sie brachten mich vor die Tür und da stand ich nun. Ausgesaugt und weggeworfen von einer Firma. Aufgearbeitet bis zur totalen Erschöpfung. Behandelt wie Dreck und entsorgt wie Müll.

Analyse:

Da ich von Grund auf ein ehrliches Wesen habe, wäre ich nie im Leben auf die Idee gekommen, dass es Mobbing dieser Güte gibt. Monate nach meinem Rausschmiss erfuhr ich dann, dass der Chef meines Chefs eigentlich mich nach oben bringen wollte und ich meinem Chef Konkurrenz gemacht hatte. Er zog alle Register und hatte Peter durch eine Beförderung dazu gebracht, diese Gerüchte von sexueller Belästigung einer 17-Jährigen zu streuen. Eine Anzeige gab es nie. Auch wusste meine Auszubildende gar nichts von diesen Gerüchten. Es war einfach alles nur aus Gründen von Macht, Beförderung und Geld ein Schauspiel, das mein Chef perfekt inszenierte und mich als Bauernopfer benutzte.

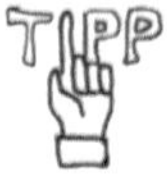

Falls Sie so gutmütig und manipulierbar sein sollten, wie ich es damals war und nicht glauben können, dass es sowas gibt, versichere ich Ihnen, dass tatsächlich Menschen existieren, die für Macht, Geld oder um ihre Haut zu retten, alles tun. Solche Menschen gehen über Leichen, sind skrupellos und setzen ihre Pläne eiskalt um.
Meiden Sie solche Menschen sowohl in Ihrem privaten Umfeld, als auch im Berufsleben.
Noch wichtiger ist allerdings:
Werden Sie nicht zu so einem Menschen, nur weil Ihnen auch so etwas Ähnliches passiert ist.
Denken Sie einfach daran, dass Karma kein Verfallsdatum hat!

Klick

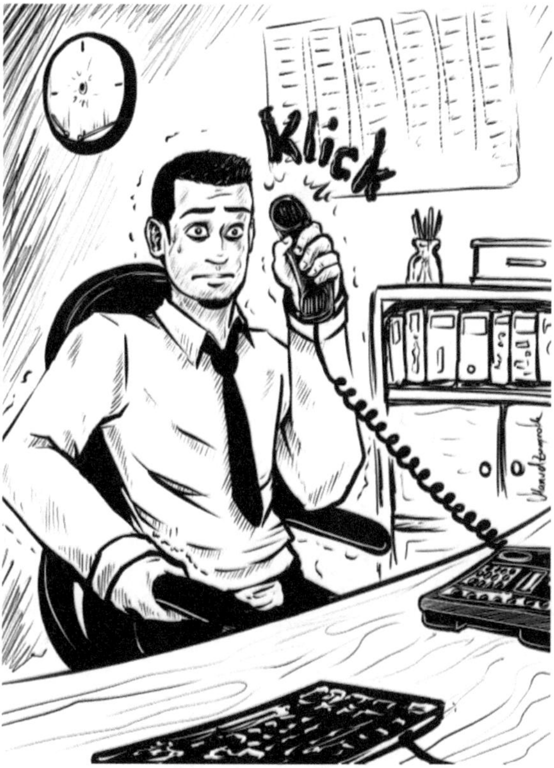

Boom

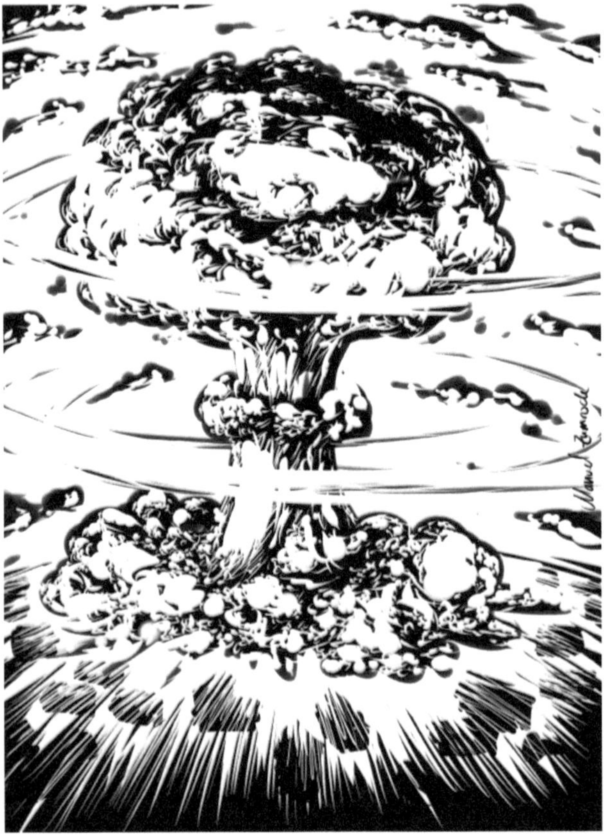

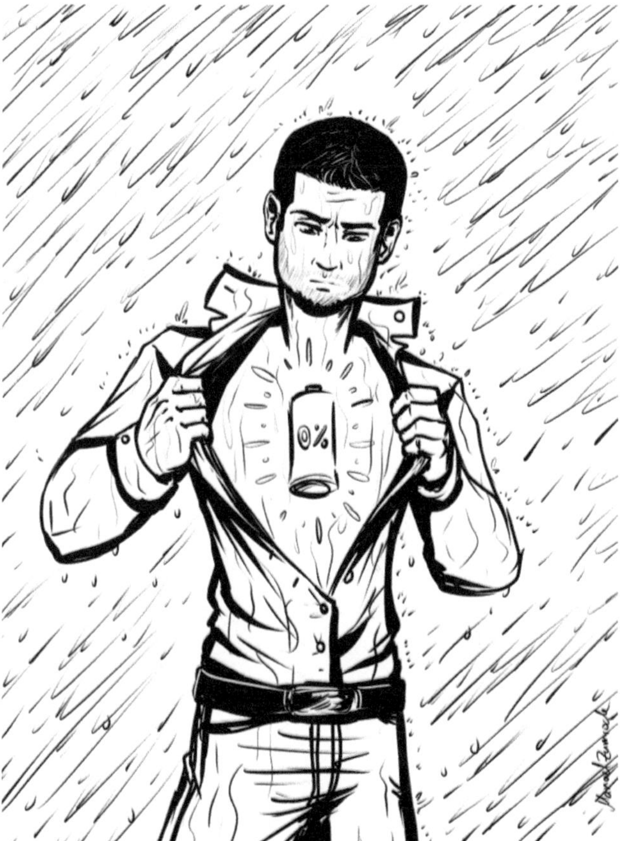
0%

Ausgebrannt

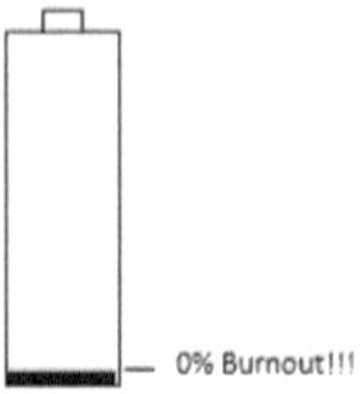

Wie in Trance lief ich über den riesigen Parkplatz, während ich mich permanent umdrehte.

Das darf doch wohl nicht wahr sein!

Ich versuchte zu verstehen, was da gerade passiert war, hatte jedoch nicht den leisesten Hauch einer Ahnung, warum ich wie ein Hund davongejagt wurde.

Das darf doch wohl nicht wahr sein!

Ich stieg in mein Auto und fuhr los. Im Rückspiegel wurde das Bürogebäude immer kleiner und kleiner. Tränen liefen mir über die Wangen. Ich fuhr weiter, ohne zu wissen, was ich machen sollte, ohne eine Idee zu haben, was die Zukunft bringen sollte und ohne einen klaren Gedanken zu fassen.

Das darf doch wohl nicht wahr sein!

Zuhause angekommen, betäubte ich meine Schmerzen und meinen Kummer mit Bier und Tabletten, versuchte die Geschehnisse zu analysieren, doch es gelang mir nicht.

Was habe ich falsch gemacht? Was habe ich in meinem Leben verbrochen, dass mir all die Dinge passiert sind? Was hat Peter gegen mich und warum hat mein Chef mich so behandelt? Er sagte doch, dass ich sein bestes Pferd im Stall sei.

Die Gedanken kreisten nur noch darum, wie furchtbar ich doch sein musste. Ich gab für alles, was in meinem Leben passiert war, mir die Schuld und redete mir ein, dass ich nicht in die Gesellschaft passte und zu nichts zu gebrauchen wäre.

Was mache ich denn jetzt? Allein in einer fremden Stadt in einem fremden Bundesland! Ohne Stress, der mich antreibt. Ohne Aufgaben die mich zu Höchstleistungen zwingen?

Ich brach total zusammen. Ich wusste nichts mehr mit mir anzufangen, denn ich wurde weder gebraucht, noch war ich gewollt. Ich fühlte mich nutz- und wertlos und ertrank meinen Kummer in Alkohol. Wochenlang verkroch ich mich zu Hause hinter verschlossenen Vorhängen und gab mich der Abwärtsspirale hin. Ich gab mich komplett auf und war am Ende – am Ende meiner körperlichen Kräfte. Das Feuer für die Firma, dass meine innere Leere erleuchtete, war gänzlich erloschen. Ich war innerlich tot und körperlich ein Wrack. Ich schlief 18 Stunden am Stück, und nachdem ich mich aus dem Bett quälte, schleppte ich mich bis zur Couch und legte mich dort wieder hin. Ich konnte nicht mehr. Ich war ein gebrochener Mann. Für den Haushalt, den ich sonst nachts noch schnell erledigte, brauchte ich mehrere Tage, also ließ ich die Bemühungen fast gänzlich bleiben. Ich spülte nur das nötigste und kaufte so viel ein, dass ich wochenlang die Wohnung nicht verlassen musste. Ich war ein Häufchen Elend, ohne Antrieb und dem Tod näher als dem Leben.

Nach vielen Wochen wagte ich einen Versuch spazieren zu gehen, doch nach nicht mal zehn Minuten blieb mein Körper einfach stehen. Er bewegte sich schlichtweg nicht mehr.

Das darf doch wohl nicht wahr sein!

Konnte ich doch früher tagelang in den Bergen wandern gehen, so konnte ich nun nicht mal mehr einen Spaziergang machen. Ich schleppte mich zur Straße, hielt ein Auto an und wurde von einer hilfsbereiten Dame nach Hause gefahren.

Ich versuchte mich wieder aufzurappeln, ging am nächsten Tag zur Apotheke und kaufte alles ein, was irgendwie helfen könnte. Zuhause angekommen, warf ich mir alle möglichen Pillen rein, die in der Tüte waren und wartete. Zwei Stunden später beobachtete ich meine körperlichen Reaktionen darauf, doch es tat sich nichts. Ich wollte, dass die Pillen mich wieder fit werden ließen, doch nichts passierte. Ich versuchte wieder Sport zu machen, versuchte zu joggen und zu boxen, doch auch die größten Anstrengungen, wieder auf Trab zu kommen, scheiterten schon im Ansatz. Dennoch machte ich tagelang immer weiter und weiter. Die Firma konnte mich nun nicht mehr quälen, also tat ich es selbst.

Ende …

… keine Kraft mehr!

Ich lag täglich stundenlang mit dem Gesicht nach unten auf der Couch und starrte erschöpft vor mich hin. Ich wollte aufstehen und irgendwas erledigen, doch ich hatte keine Kraft mehr dazu. Ich fühlte mich leer und schwer.

Für was soll ich denn aufstehen? Mein Leben hat keinen Sinn mehr. Und für was soll ich denn kochen? Ich habe heute nichts geleistet, also habe ich auch nichts zu essen verdient.

Es war zum Verzweifeln. Wenn ich nach Wochen wieder das Gefühl hatte, ich konnte wieder Gas geben, reichte meine Energie maximal für ein paar Stunden, dann musste ich mich hinlegen. Es war eine elende Zeit. Es waren endlos erscheinende Monate der Verzweiflung, der Depressionen und der Dunkelheit. Es war der Gipfel eines Lebens voller Qualen und Leid, also beschloss ich das zu ändern. Ich sammelte meine Kräfte und lief durch mein Lieblingswäldchen, bis ich schließlich an die Stelle kam, an der man ganz bequem auf die Bahngleise gehen konnte.

Wenn ich es mache, dann hier. Rein rationell überlegt, ist das wohl die einfachste Möglichkeit, mein Leid und meine Depressionen zu beenden.

Ich dachte an Robert Enke, den Fußballer, der in meinen Augen alles hatte und sich dennoch vor den Zug warf. Ich erinnerte mich, wie unlogisch ich damals seinen Selbstmord fand, denn er hatte eine hübsche Frau und Kinder und sehr viel Geld. Ich verstand es nicht, wie sich einer, der alles zu haben schien, dennoch vor einen Zug werfen konnte – bis zu diesem Tag.

Minutenlang stand ich nur einen Schritt vom Gleis entfernt und liebäugelte mit der süßen Erlösung des Todes.

Aber soll das alles umsonst gewesen sein? All die furchtbaren Dinge, die ich erlebt und überstanden habe, all das was ich beruflich schon gerissen habe – das soll alles umsonst gewesen sein?

Der vorbeirauschende Zug riss mich aus meinen Gedanken.

Nach dem Lärm folgte Stille.

Na gut, dann bleib ich halt noch eine Weile hier.

Aus meinen Kopfhören schallte die Textpassage „Der Himmel kann warten“ von den *Böhsen Onkelz*, was ich als ein Zeichen auffasste und nachdenklich nach Hause lief.

Dort angekommen, legte ich mich wieder wochenlang auf die Couch, um mich meinen Sorgen und den Depressionen hinzugeben, mich selbst zu bemitleiden und mich dem Gedankenkarussell zu widmen. Ich ging zum Arzt und teilte ihm meine Symptome wie Schwindel, Tinnitus, extreme Verspannungen, chronische Müdigkeit, Immunschwäche und chronische Kopfschmerzen mit. Ich hoffte auf Hilfe, doch alles, was ich bekam, war die Diagnose ‚depressives Erschöpfungssyndrom' F.48.0 (Burnout), ein paar Pillen und der Rat, mir einen neuen Job zu suchen, denn dann würde das schon wieder gut werden. Ich verfluchte den Arzt, denn wie sollte ich denn in diesem Zustand je wieder arbeiten gehen können? Zuhause angekommen, nahm ich mir die Zeit, um den Beipackzettel dieser Antidepressiva durchzulesen. Als Nebenwirkungen standen darin u.a. ‚Schlaflosigkeit' ‚Müdigkeit' und ‚Erhöhung der Suizidgefahr'.

Das können die doch nicht ernst meinen! Die Pillen sollten doch gegen Depressionen helfen und sie nicht noch verstärken.

Ich warf die Packung in den Müll und legte mich wieder wochenlang schwach und erschöpft auf die Couch, bis ich schließlich einen Geistesblitz hatte.

Ich muss die Menschen vor solchen Firmen und solchen Chefs warnen. Ich schreibe ein Buch!

Ich raffte mich auf, nahm meinen Laptop zu Hand und tippte zwei Tage lang die Struktur des Buches. Nach ein paar geschriebenen Seiten brach ich wieder erschöpft auf der Couch zusammen und gab das Vorhaben auf.

Nach etlichen Monaten, die ich im Dunkeln allein zu Hause auf der Couch vor mich hinsiechte, traute ich mich mal wieder vor die Tür. Es war Sommer und ich beschloss zu dem Straßenfest zu gehen, dass in meinem Viertel in Berlin aufgebaut wurde. Ich saß gerade auf einer Bierbank und bestellte etwas zu essen, als ich plötzlich eine seltsame Energie neben mir spürte …
… ein helles Licht.

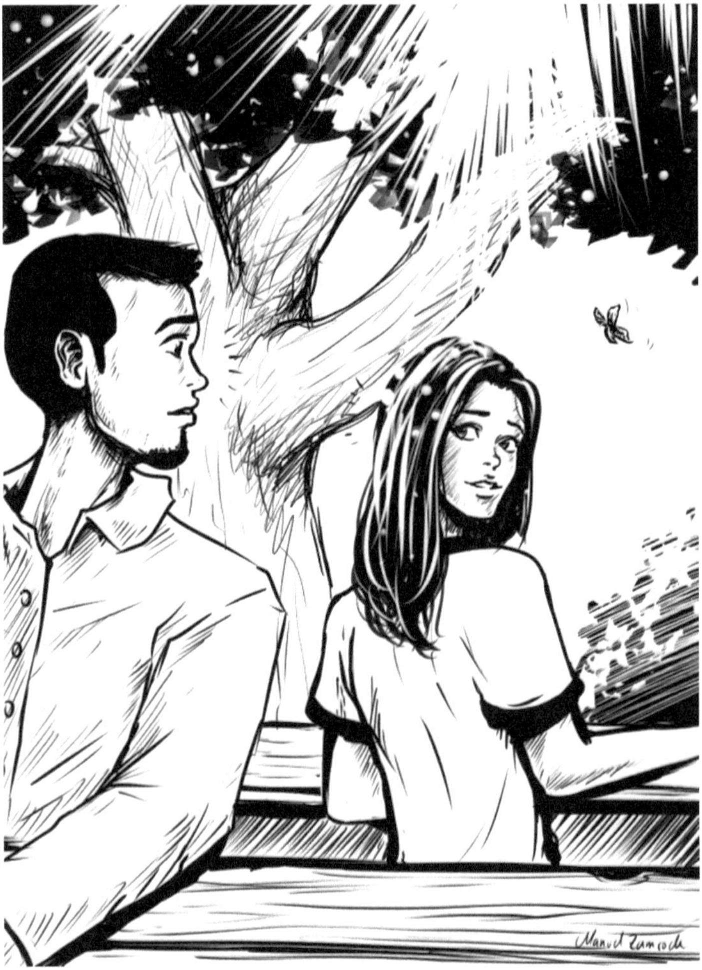

Und wenn du denkst es geht nicht mehr …

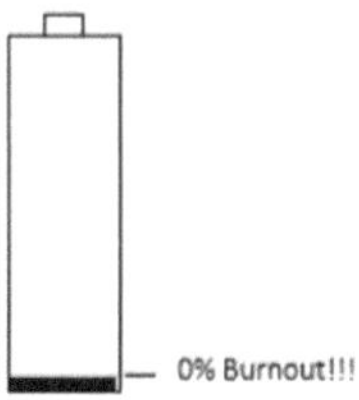

Seitlich neben mir saß sie. Beleuchtet von den Sonnenstrahlen, die durch die Baumkrone schienen, sah sie aus wie ein Engel – mein Engel. Ihr Wesen, ihre Ausstrahlung ihre Schönheit und ihr Lächeln verzauberten mich augenblicklich und mir war klar, dass sie die Eine war.

Wir sahen uns eine Ewigkeit lang an und kamen beide aus dem Schwärmen nicht mehr heraus. Wir verliebten uns augenblicklich und unsterblich ineinander, wie ich es zuvor noch nicht erlebt hatte. Sie stellte mir ihre kleine Tochter vor, die ihrer Mutter wie aus dem Gesicht geschnitten und ebenfalls bildhübsch war. Auch in die zwei-jährige Tochter verliebte ich mich auf eine Art und Weise, die mir bis dahin gänzlich unbekannt war. Es war wie ein lebendiger Traum. Wir verbrachten den ganzen Tag zusammen, gingen spazieren, brachten Nanja zusammen ins Bett und trennten uns erst spät in der Nacht voneinander, da wir beide die Augen kaum noch offenhalten konnten. Ich strahlte, ich lächelte und ich leuchtete vor Freude. Ich konnte es nicht fassen, dass ich so unendliches Glück erfahren durfte. Zufrieden und mit meinen Gedanken bei Mia und ihrer Tochter Nanja schlief ich das erste Mal seit Monaten wieder friedlich ein.

Gleich am nächsten Morgen verabredeten wir uns wieder und verbrachten nun jeden Tag miteinander.

Verrückt – gestern noch am Boden zerstört und allein, und jetzt glücklich und zu dritt.

Wir konnten über alles reden – auch über mein Leid, meine unerklärlichen und chronischen Schmerzen und darüber, was Mia beruflich machte. Sie war eine Heilerin. Wie genau sie Menschen heilte, verstand ich damals noch nicht, aber offen für Neues und neugierig war ich schon immer. Sie nahm sich vor mir zu helfen und mich auf meinem Heilungsweg zu begleiten. Nach ein paar Tagen fragte sie mich:

„Was machst du da eigentlich jeden Morgen an dieser Schublade?“

„Ähm – nichts?“

„Jeden Morgen stehst du minutenlang an dieser Schublade und schmeißt dir irgendwelche Pillen rein?“

„Ja, aber …“

Sie unterbrach mich und überzeugte mich mit sanften Worten und auf eine Art und Weise, die mich keine Sekunde an ihrer Kompetenz zweifeln ließ, wie unnötig diese Pillen waren. Augenblicklich warf ich alle Pillen, bis auf die Schmerzmittel und die Koffeintabletten, weg.

Die werde ich bestimmt nochmal gebrauchen.

Ganze zehn Tage lang hatte ich Entzugserscheinungen, plagte mich mit Kopfschmerzen und Übelkeit durch die vielen Tage. Es war Folter für mich. Ich quälte mich. Aber es musste wohl sein. Mia begleitete mich und passte auf mich auf, bis die Entzugserscheinungen langsam verschwanden. Nach weiteren zwei Wochen, ging es mir deutlich besser.

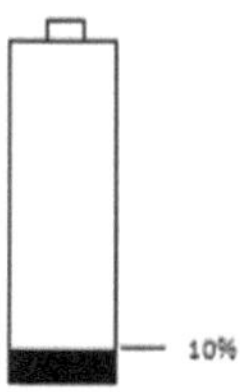

Ich wurde langsam wieder lebendiger. Wir drei machten Ausflüge in die Wälder, fuhren oft an die Ostsee und genossen den herrlichen Sommer. Abends führten wir oft lange Gespräche über Spiritualität, Meditation und Heilung. Sie legte mir Hände auf und tat irgendwas, von dem ich keine Ahnung hatte, aber irgendwie bewirkte es etwas.

Wir überhäuften uns mit Liebe, die so außergewöhnlich, übernatürlich und fantastisch war, dass ich es nicht zu beschreiben vermochte. Es war einfach nur himmlisch. Die Zeit mit meinen zwei

Liebsten zu verbringen war Genuss und Heilung zugleich.

Ein paar Wochen später fragte mich Mia erneut:

„Was machst du da eigentlich?“

„Ähm – nichts?“

„Du liest ja täglich irgendwelche Fachbücher und Dokumente, wozu machst du das?“

„Ähm.“

Aus Langeweile hatte ich, statt mir Hobbys zu suchen oder das Leben zu genießen, ein drittes Studium angefangen und lernte regelmäßig. Auch hatte ich wieder angefangen Aufträge für meine Selbstständigkeit anzunehmen und hatte einige Termine.

„Du bist selbständig? Seit wann das denn? Und wann hast du das denn alles gemacht?“, fragte sie mich schockiert. Ich überlegte kurz verwundert, denn was für mich normal war, konnten andere offenbar nicht nachvollziehen.

„Ja, ich arbeitete 60 bis 80 Stunden pro Woche für eine Firma und ja, ich studierte nebenbei noch den Master und ja, genau in dieser Zeit hatte ich mich nebenberuflich selbstständig gemacht!“ Ich regte mich auf, denn ich verstand nicht, wo da das Problem sein sollte.

Als wir dann gemeinsam zu Abend aßen, spürte ich ein Kribbeln im rechten Arm, der seitlich herunterhing. Dennoch führte jemand meine Gabel zu meinem Mund.

Äh, was war das denn? Mein Arm hängt herunter und jemand füttert mich? Komisch.

Als ich dann in der Zeitung einen Text lesen wollte, verstand ich ihn seltsamerweise nicht.

Was ist denn das für ein Autor? Der schreibt ja wirre Texte, unglaublich.

Ich gab Mia die Zeitung, um mir die Bestätigung zu holen, dass der Autor verwirrt sein musste, aber sie konnte den Text einwandfrei lesen und auch verstehen. Wütend nahm ich ihr die Zeitung aus der Hand und versuchte nochmals den Text zu verstehen.

Aber keine Chance!

Aufgebracht und nervös sagte ich ihr, dass ich glaubte, den Verstand verloren zu haben. Ich konnte plötzlich nicht mehr lesen.

Um Gottes willen! Dass ich keine Kraft mehr im Körper habe, ist schon schlimm genug, aber jetzt auch noch meine Gehirnleistung zu verlieren, halte ich nicht aus.

Ich bekam Panik.

Als ich mit ihr sprach, verstand sie allerdings nur Bruchstücke, da ich neurologische Ausfälle hatte und nur sinnlose Worte vor mich hinplapperte. Panisch und ahnend, was ich haben könnte, zwang sie mich meinen eigenen Namen auf ein Blatt Papier zu schreiben, was ich auch tat. Das Ergebnis erschreckte mich genauso wie sie. Ich schrieb wie ein Zweitklässler und musste mich schwer konzentrieren, um meinen eigenen Namen richtig zu schreiben. Meine rechte Gesichtshälfte fing ebenfalls an zu kribbeln und mein rechter Arm war schon fast komplett taub geworden. Panisch rief sie einen Krankenwagen, der mich mit Verdacht auf Schlaganfall in die Notaufnahme fuhr.

Dort angekommen, wurde ich gleich in die Stroke-Abteilung geschoben, verkabelt und überwacht. Sie überwachten meinen Puls, der bei nur 37 Schlägen / Minute war, meine Sauerstoffsättigung, meinen Blutzucker, den Blutdruck und anderes Zeug, von dem ich keine Ahnung hatte. Nachts weckten mich die Schwestern und fragten mich, ob alles in Ordnung sei, wobei ich nicht wusste, was die Frage sollte – so mitten in der Nacht. Aber mein Puls war anscheinend unter 30 Schläge / Minute gesunken, was für die Schwestern ein Anlass war, mal vorbeizuschauen. Nach 24 Stunden war ich von den Kabeln befreit, musste aber noch eine Woche im Krankenhaus verbringen, bis endlich ein Termin für das MRT frei war. Das MRT-Ergebnis war einmal mehr unauffällig, also wurde ich einfach wieder nach Hause geschickt.

Durch die viele Zeit zum Nachdenken, den vielen gelesenen Büchern und die vielen Gespräche mit meiner privaten Heilerin Mia kam ich schließlich zu einer wichtigen Erkenntnis …

… ES REICHTE!

Erster Schritt: Einsicht!

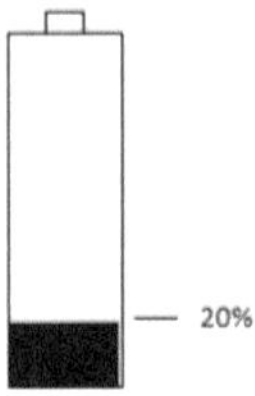

Ich hatte mich in die totale Erschöpfung gearbeitet und es nicht wahrhaben wollen.

Selbst als ich wegen dem „depressiven Erschöpfungssyndrom (F48.0)“ krankgeschrieben war, fing ich noch das dritte Studium an und verbrachte mehr Zeit damit Geld zu verdienen, als mit meiner Genesung. Mia zeigte mir immer und immer wieder auf, was ich die letzten Jahre so alles gemacht hatte und dass ich einfach am Ende war. Ich riss mit 16 Jahren von zu Hause aus, hatte nicht mal einen Hauptschulabschluss und nur 26 Pfennige in der Tasche. Hatte mich auf dem Bau durchgeschlagen und in Blechcontainern geschlafen, um meine Rechnungen bezahlen zu können. Hatte mit 24 Jahren meinen Realschulabschluss und das Abitur nachgeholt und anschließend studiert. Während des Studiums hatte ich drei Jobs und lernte nachts für die Prüfungen. Nach dem Studium hatte ich neben meinem Beruf als Manager noch immer einen der Studentenjobs. Als ich nach Berlin gezogen war, 60 bis 80 Stunden die Woche arbeitete und international umherflog, machte ich mal eben noch meinen Masterabschluss im Projektmanagement. Und bevor ich die Urkunde bekam, hatte ich bereits eine weitere Fortbildung als Sachverständiger absolviert. Zudem kam der Terror in der Firma und der ganze Stress drumherum, wie Umzüge, neue Umgebung, neue Leute, permanente Jetlags und keinerlei Rhythmus oder Beständigkeit.

„20 Jahre Vollgas können einen schon mal in die Knie zwingen", sagte Mia einfühlsam. Ich gestand es mir langsam ein.

Ich war AUSGEBRANNT – und dagegen half nur eines: RUHE!

Also beschlossen wir gemeinsam, dass ich das dritte Studium nicht weitermachen sollte und neue Aufträge nahm ich ebenfalls keine mehr an.

Mia kaufte mir spirituelle Bücher und legte mir sanft nahe, mich um mich selbst zu kümmern. Einfach nur um mich und somit um meine Gesundheit. *Oh Mann, eigentlich würde ich viel lieber arbeiten und mich um andere Menschen kümmern, aber im Grunde hat sie ja recht.*

Das war der erste Schritt zu meiner Heilung.

EINSICHT!

Ich erkannte, dass unter all den äußeren Einflüssen ich der größte Stressor in meinem Leben war. Niemand peitschte mich so sehr durch das Leben und von einer Gehaltserhöhung zur nächsten, wie ich selbst. Also schaltete ich innerlich ein paar Gänge zurück, strich sämtliche Vorhaben aus

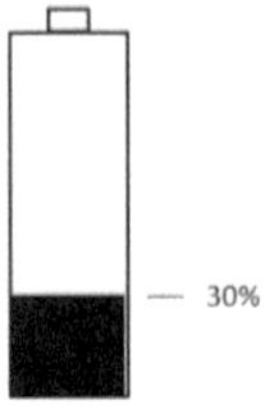

meinem Kalender und rührte kein Buch mehr an, das mich an die Arbeit oder das Studium erinnern konnte. Ich trank nun in Frieden und mit Genuss meinen Kaffee auf der Couch und kam langsam zur Ruhe.

„Ich kenne da jemanden – sie wird dir helfen“, flüsterte mir Mia ins Ohr, während wir uns in den Armen lagen.

„Sie hat besondere Fähigkeiten, du wirst sehen.“

Trotz meiner Skepsis und meiner rationellen Denkweise fuhren wir zu dieser Frau. Und so lag ich da – auf ihrer Liege und ließ sie ihren Hokuspokus machen, was ich kritisch beobachtete. Sie legte mir ihre Hände auf und augenblicklich fing ich an zu heulen. Sie ließ irgendeine ‚Energie‘ fließen und löste irgendwelche Blockaden auf.

Sowas verrücktes. Was soll denn das bringen bitte?

Auf der Fahrt nach Hause heulte ich unentwegt und konnte nicht mehr sprechen. Irgendwas Gutes war mit mir geschehen. Ich konnte mir nicht erklären, was das war, aber es hatte mir geholfen, mich glücklicher und befreiter zu fühlen.

Ab diesem Zeitpunkt las ich mehr Bücher über Spiritualität, die geistige Welt, die feinstoffliche

Ebene, über die Seele, Engel und Meditation. Ich war immer noch ein bisschen skeptisch, aber irgendwie hatte es ja was gebracht, dass ich bei diesem Medium war.

Einige Wochen später sagte Mia, dass ich jetzt bereit sei für eine weitere Sitzung, was ich gut fand. Also fuhren wir wieder dorthin. Das Medium, dem ich zuvor nie etwas von mir anvertraut hatte, erzählte mir eineinhalb Stunden lang aus meinem Leben. Sie erzählte mir Dinge, die kein anderer Mensch außer mir wusste, womit ich endgültig überzeugt war, dass es noch eine übersinnliche Ebene geben musste. Sie erzählte mir, dass ich als Kind misshandelt wurde, dass meine Eltern und meine Brüder sahen, dass ich ein besonderes Kind war und mich deshalb schlecht behandelt und klein gehalten hatten, damit ich sie nicht in den Schatten stellte. Weder meine Eltern, noch meine Brüder gaben mir jemals Liebe, wobei ich als Kind den Fehler immer bei mir suchte. Sie sagte auch, dass ich weder als Kind noch als Jugendlicher etwas anderes hätte machen können, um Liebe oder eine einzige Umarmung zu bekommen. Ich wurde nicht gewollt. *Das erklärt, warum ich mit nur 16 Jahren von zu Hause ausgerissen war.*

Sie sagte, dass die Ursache meiner Krankheit nicht körperlich, sondern meine Seele verletzt sei und sie mich durch die Krankheit nun gestoppt hätte. Dass ich ab jetzt das Leben endlich genießen dürfe und ich auf meine innere Stimme hören solle, denn die würde mich lenken.

Wohin wird die mich den lenken?

Auch sagte sie, dass ich hochbegabt sei und alle Bücher, die ich zu schreiben begonnen hatte, fertigstellen solle, da ich ein erfolgreicher Schriftsteller werden würde.

Ich werde was? Und was für Bücher habe ich denn angefangen bitte? Oh, sie meint … Ach ja, ich habe tatsächlich angefangen zu schreiben, aber woher …

Überwältigt von dieser Sitzung, fuhren Mia und ich überglücklich nach Hause.

Ich verstand allmählich die Zusammenhänge zwischen meiner Krankheit und meiner Vergangenheit. Ich strebte nach der Anerkennung, die ich von meiner eigenen Familie nie bekommen hatte. Diese Anerkennung holte ich mir durch die Erfolge in den vielen Jobs, durch Lob meiner Chefs und durch mein volles Bankkonto. Erfüllt oder glücklich gemacht hatte mich das jedoch nie so recht.

Ich fing an zu lernen, auf meine innere Stimme zu hören und nicht mehr alles mit dem Kopf zu entscheiden. Ich meditierte noch mehr und vor allem intensiver, da ich meinen Glauben wiedergefunden hatte. Mia und Nanja gab ich noch mehr Liebe und

genoss die Zeit mit ihnen innig wie nie zuvor. Ich fing an auf das zu hören, was irgendwie von innen kam und was ich früher durch rationelle Überlegungen ausgeblendet hatte. Und so überkam mich u.a. zum wiederholten Mal der Wunsch nach einer Katze, die ich mir bisher nicht ins Haus holte, weil ich etliche Gründe fand, die dagegensprachen. Meine beruflichen Reisen zum Beispiel, meine vielen Umzüge und wer sich um die Katze kümmern sollte, wenn ich in der Arbeit war, wusste ich auch nicht. Dieses Mal war es anders. Ich gab meinem Wunsch einfach nach und es ergab sich durch einen einzigen Anruf, dass wir noch am selben Abend eine wunderschöne, total süße und verschmuste Katze in unserem Leben hatten. All die sachlichen Argumente, die dagegensprechen, sich ein Haustier anzuschaffen, sind nicht mit der Liebe aufzuwiegen, die ein Kätzchen zu geben hat.
Liebe.

Wahrhaftige Liebe hatte ich in meinem ganzen Leben wirklich nie erfahren dürfen. Und nun bekam ich eine längst fällige Überdosis an Liebe. Die Liebe einer tollen Frau, die Liebe eines süßen Mädchens und die Liebe einer niedlichen Katze. *Wie vermessen von mir, geglaubt zu haben, dass irgendeine Arbeit mich vollkommen erfüllen könnte.*

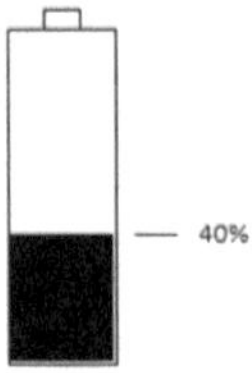

Ich lernte Dinge besser wertzuschätzen. Wie zum Beispiel die Zeit, die ich mit meiner eigenen Familie verbringen durfte. Die Zeit, die ich zu Hause verbrachte, sah ich nicht mehr als Zeitverschwendung, sondern als Segen an. Die Telefonate mit meinen wirklich guten Freunden, die mich auch von der Ferne unterstützten, genoss ich noch mehr. Ich freute mich wieder über das Essen, das ich kochte und nichts schmeckte mehr nach Asche, wie es mir sonst so oft vorkam.

Ich erkannte, dass es Schicksal und nicht irgendein Zufall war, dass Mia und Nanja in meinen dunkelsten Stunden in mein Leben traten. Die beiden kamen genau zur rechten Zeit. Viele Abende lang verbrachten wir gemeinsam die Zeit, um uns über Spiritualität zu unterhalten. Sie erzählte mir mehr über Seelenverwandtschaft, Wiedergeburt und Engel, was ich ein paar Wochen zuvor noch als Hokuspokus abgetan hätte, jetzt aber sehr empfänglich dafür geworden war.

Wir wuchsen immer mehr zu einer richtigen Familie, mit allen Höhen und Tiefen, zusammen. Die beiden waren ein wahrer Segen für mich.

Durch die Meditationen, das regelmäßige Yoga und die damit einhergehende Fürsorge für meinen Körper, die Liebe eines Kindes, von Mia und die der Katze, die von morgens bis abends meine Nähe suchte, ging es mir von Woche zu Woche besser …

Zweiter Schritt:
Auf die innere Stimme hören

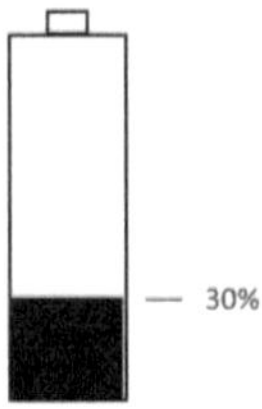

Ich war auf einem guten Weg. Auch wenn es noch etliche Monate dauern könnte wusste ich, dass ich es schaffen würde, wieder komplett gesund zu werden.
Eines Tages bekam ich den Anruf einer ehemaligen Arbeitskollegin, die mir vorschlug, mit ihr zusammen ein Büro zu eröffnen. Ich überschlug mich vor Freude, denn das wollte ich schon immer. Ich war begeistert und fing an zu recherchieren, was Büromiete, Gewerbeanmeldung, sowie Kredite und Finanzen angingen. Ich war wieder voll in meinem Element. Ich hatte wieder einen Grund Gas zu geben.

An den Abenden kümmerte sich regelmäßig meine Mia um mich, legte mir Hände auf und heilte mich. Irgendwie hat sie mich mit dieser Energie aufgeladen, aber erklären konnte ich mir das nicht.
Trotz all der Fürsorge und Liebe, die sie mir gab, fühlte ich mich irgendwie nicht gut. Irgendwas war anders. Mir ging es schlechter, denn ich hatte wieder alle Symptome meiner Krankheit, fühlte mich schwach, schwindelig und mein Tinnitus meldete sich wieder extrem laut.

Was soll denn das jetzt? Es ging mir doch langsam besser. In den folgenden Monaten verbrachte ich noch mehr Zeit damit zu meditieren, meinem Körper etwas Gutes zu tun und zu lesen. Ich las teure Bücher über Burnout und Depressionen, die mir aber alle nicht so recht weitergeholfen hatten. Nachts wachte ich wieder regelmäßig mit Panikattacken auf und war total zerstreut.

Was soll das denn jetzt? Ich will das nicht mehr. Ich will einfach nur gesund sein!

Eines Nachts, als ich wieder wach und unter Adrenalin dalag, erinnerte ich mich daran, dass ich schon mal erfolgreich auf meinen Körper und meine innere Stimme gehört hatte. Also versuchte ich mich zu entspannen, atmete ruhig und gleichmäßig und hörte in mich hinein. Ich versuchte herauszufinden, was mein Körper mir mit den Symptomen sagen wollte. Ich hörte hin. Aber alles was ich hörte, war dieser unerträgliche Pfeifton meines Tinnitus. Ich überlegte warum der denn plötzlich so stark geworden war, denn eigentlich hatte sich das Problem doch schon gebessert. Ich hörte weiter in mich hinein. Ich suchte nach den Ursachen, ging sämtliche Unfälle, die ich mitmachen musste durch, ging stressige Situationen durch und erkannte, dass es im Moment für mich das stressigste war zu wis-

sen, dass ich bei meiner ehemaligen Arbeitskollegin einsteigen konnte.
Es war ein verlockendes Angebot, in einem prestigeträchtigen Gebäude mitten im Zentrum einer Großstadt, bei dem es nur steil bergauf hätte gehen können. Und genau das war das Problem! Ich hatte Panik vor zu viel Aufträgen und zu viel Stress. Denn mir war klar, dass ich nicht mehr leistungsfähig war.

Die Geschäftsidee war super, die Lage des Büros der Wahnsinn. Es schien alles zu passen. Nur mein Burnout stand mir im Wege, was ich vehement ignoriert hatte. Ich hörte nochmals auf meinen Tinnitus und dachte an die Selbstständigkeit, mein künftiges Büro und erkannte einen Zusammenhang. Ich beschloss für mich, dass ich diese riesen Chance nicht annehmen würde.
In diesem Moment war mein Tinnitus verschwunden!

Das ist ja krass. Also wollte mir meine innere Stimme durch den extremen Tinnitus sagen, dass ich mich nicht wieder gleich in das nächste große Projekt stürzen, sondern mich schonen soll.

Ich war überrascht, wie eindeutig das Signal meines Körpers war und gleichermaßen erleichtert, die richtige Entscheidung getroffen zu haben. Ich beruhigte mich und konnte wieder deutlich besser schlafen. Ich hatte erfolgreich auf meine innere Stimme gehört.

Gut gemacht.

Schritt 3:
Sich selbst kennenlernen

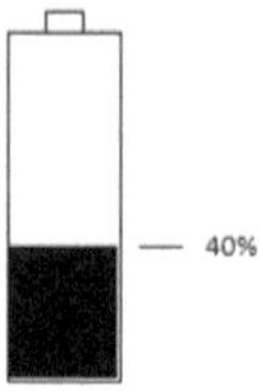

Kurze Zeit später klingelte mal wieder der Paketservice und lieferte mir ein Buch, das mir so viel über mich selbst beibrachte, dass es in meinem Bücherregal einen Ehrenplatz bekam. Ich verschlang das Buch in ein paar Tagen, wobei mir bei jedem Kapitel ein Licht mehr über mich selbst aufging. Ich fand heraus, warum mich all die Erlebnisse so mitnahmen, wobei manch anderer nur sagen würde „Das ist halt so“ oder „Da kann man nichts machen“. Ich fand heraus, warum ich lieber allein vor meinem PC saß und arbeitete, statt in hektischen Meetings zu sitzen, oder lieber alleine zu Hause blieb, um zu lesen, statt mit auf jede Party zu gehen. Mir wurde klar, warum ich längere Ruhepausen als manch anderer brauchte und ebenso, dass ich mit meinen feinen Antennen die Stimmung der Kollegen und böse Absichten der Vorgesetzten wahrnehmen konnte und ihre leeren Worte als Lügen entlarvte, statt darauf hereinzufallen. Ich fand viele meiner Symptome wie:

- Emotionale Aufgewühltheit
- Appetitmangel

- Nicht mehr zuhören können
- Zähneknirschen
- Verdauungsprobleme
- Kopfschmerzen
- Verschlechterung der Konzentration
- Starke Muskelverspannungen
- Starke Erschöpfung

Quelle: Sylvia Harke; „Hochsensibel ist mehr als zartbesaitet“; Vianova Verlag, Petersberg; 2016

in diesem Buch beschrieben. Auch bestätigte dieses Buch das, was meine Freundin Sanne und ich am Telefon schon besprochen hatten. Nämlich dass ich einen über Jahre erhöhten Cortisolspiegel gehabt haben musste und sich dieser noch nicht wieder normalisiert hatte.

Zitat: „Ein über Jahre erhöhter Cortisolspiegel kann eine erhöhte Infektanfälligkeit und ein schlechtes Kurzzeitgedächtnis begünstigen sowie die Entwicklung von Depressionen, Schlafstörungen und Burnout.“

Ich fand heraus, dass ich hochsensibel bin, und das mit allen Vor- und Nachteilen. Durch dieses Buch und das sanfte Bitten meiner Mia nahm ich mir nochmals, auch wenn ich es für mich schon abgeschlossen hatte, Zeit, um meine Vergangenheit aufzuarbeiten. Ich sah meine Biografie in einem neuen Licht und arbeitete diese Schritt für Schritt auf. Ich versetzte mich in Situationen, die mich als Kind und als Jugendlicher stark geprägt hatten und erkannte nun u.a., warum ich oft in Situationen geriet, bei denen, wenn ich sie heute erzähle, andere nur sagen, dass ich schon wieder Märchen erzählen würde. Mir wurde klar, warum ich schon als Kind etwas Besonderes und kein Freak war. Ich erinnerte mich, wie ich beim Teambuilding-Seminar des Masterstudienganges gefragte wurde, was meine größte Stärke sei und ich diese Frage mit ‚Leidensfähigkeit' beantwortete. Ich erkannte, dass mir diese Stärke zum Verhängnis wurde und ich alles für die Karriere, alles für die Firma und das Geld tat, dabei jedoch Raubbau an meinem Körper betrieben hatte. Ich beschloss, diese Stärke aus meinem Leben zu streichen und ersetzte sie durch Liebe zu meinen Mitmenschen.

Schritt drei war getan. Ich lernte erneut, mich und somit meine Begabungen, Fähigkeiten, wahre Interessen und Talente mehr und mehr zu erkennen.

Vierter Schritt: Persönliches Wachstum

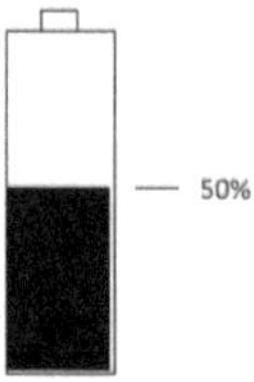

Die Monate, in denen ich wieder zu mir selbst fand, vergingen wie im Flug und in irgendeinem Buch las ich, dass auch eine Krankheit eine Chance sein kann.

Was soll denn das für eine Chance sein, wenn ich monatelang krank zu Hause bin und nicht mehr arbeiten kann?

Aber genau das war es. Ich war arbeitssüchtig und wäre wohl heute noch in einer für mich ungeeigneten Firma, um mich aufzuarbeiten, wenn mich nicht mein Burnout zum Aufhören gezwungen hätte. Nach langem – sehr langem Überlegen ließ ich meinen Blick über die vom Paketservice gelieferten Bücher gleiten und erkannte, dass ich mich die letzten Monate so sehr weitergebildet hatte, als hätte ich noch einen weiteren Master auf dem Gebiet der Spiritualität und noch einen Master in Psychologie absolviert. Ich hatte in den letzten Monaten mehr über mich selbst gelernt, als in all den Jahren zuvor. Ich erkannte, dass sich das Leben nicht nur um die Arbeit und das Fachwissen in dem Bereich dreht, sondern, dass es wichtiger ist ein glückliches Leben zu führen und gesund zu sein. Nach und nach änderte ich ganz bewusst meine Persönlichkeit und

meine Einstellung zum Leben. Ich war nicht mehr so gestresst und ließ mich auch nicht mehr so stressen. Ich wurde ruhiger, ausgeglichener und liebevoller, anstatt gehetzt, unausgeglichen und kaltherzig dem großen Geld hinterherzujagen.
Ich erinnerte mich, wie ich die letzten Jahre zu jeder Frau, die in mein Leben trat sagte, dass ich keine Beziehung möchte, da ich für die Firma da sein müsse. Und falls ich für die Firma ins Ausland gehen müsste, da das gut für die Karriere wäre, musste ich absprungbereit sein und konnte mich nicht an eine Beziehung ketten. Mit dieser Entscheidung verzichtete ich damals auf die vielen Freuden, die eine gesunde Partnerschaft mit sich bringt. Mittlerweile habe ich die beste Beziehung, die ich je hatte und weiß endlich, was wahre Liebe bedeutet. Und darüber hinaus, was es heißt eine Familie zu haben.

Es war mittlerweile Dezember geworden und ich freute mich wie nie zuvor auf Weihnachten.
Das erste Weihnachten, das ich mit meiner eigenen Familie verbringen werde. Das wird sensationell. Jeden Tag zählte ich zusammen mit Mia und Nana die Tage bis zum Heiligen Abend herunter und entfachte Vorfreude bei uns allen.

Fünf Tage vor Weihnachten – wir saßen gerade zusammen beim Abendessen, öffnete ich gerade einen Brief. Es war ein Schreiben von einem der

Anwälte meines ehemaligen Arbeitgebers mit einer Klage gegen mich wegen Autodiebstahls inklusive einer Schadensersatzforderung in Höhe eines fünfstelligen Betrages. Ich nahm noch einen Schluck Wein und aß weiter.

„Was steht in dem Brief?“, fragte mich Mia.

„Nichts Wichtiges, nur eine Klage eines der größten Konzerne Europas.“

„Und da regst du dich nicht auf, sondern isst einfach ganz ruhig weiter?“

„Ja, was gibt es für einen Grund, sich bei so einer Kleinigkeit aufzuregen? Und außerdem möchte ich ja auch lieber die Vorweihnachtszeit harmonisch mit euch verbringen – da ist kein Platz für so etwas.“

Sie hielt mein Gesicht mit beiden Händen, küsste mich und flüsterte mir zu: „Ich bin sehr stolz auf dich.“

Wäre dieser Brief ein paar Monate zuvor bei mir angekommen – ich wäre vor Wut durch die Decke gegangen, hätte geflucht und ein emotionsgeladenes Antwortschreiben verfasst, was mir sicherlich zum Nachteil gereicht wäre.

Doch inzwischen hatte ich meine gestresste Persönlichkeit so sehr weiterentwickelt, dass mich tatsächlich so ein Schreiben nicht mehr aus der Bahn warf. Ich lächelte nur und wendete diesen haltlosen und erfundenen Vorwurf mit nur einem Gegenschreiben ab. Und zwar ganz in Ruhe nach Weihnachten.

Dieser Moment war sehr bedeutsam, denn ich wusste, dass ich einen weiteren wichtigen Schritt gemacht hatte.

Fünfter Schritt:
Leben ändern

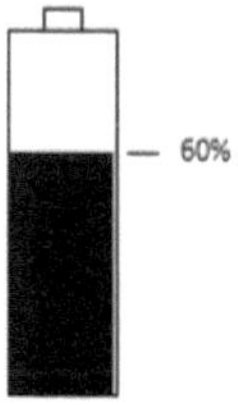

Durch die viele Zeit, die ich zum Nachdenken hatte und die bisher gemachten Schritte erkannte ich, dass ich mein Leben komplett ändern musste.

Ja, nichts einfacher als das!

Ich wollte unbedingt ein besseres Leben führen. Eines, in dem ich glücklich und wahrhaftig zufrieden sein konnte. Und das ging mit solchen Jobs, die ich machte, einfach nicht. Obwohl das Geld zu stimmen schien, sah ich schließlich ein, dass es das nicht wert war. Kein Geld der Welt ist es wert, seine Gesundheit dafür zu opfern.

Nach der Weihnachtszeit beschloss ich meine kleine Familie einzupacken und nach Marokko zu fliegen, um auf andere Gedanken zu kommen. Mia, Nanja und ich verbrachten einen herrlichen Urlaub zwischen Händlern und Gauklern, mit orientalischer Musik und fantastischem Essen. Wir fuhren bei 36 °C durch die Wüste, um am nächsten Tag bei 2 °C und Schnee das Atlasgebirge zu erleben. Es war eine wunderbare Zeit ohne Sorgen, ohne Gedanken an meine Krankheit oder an irgendeinen Job zu verschwenden.

Wir fuhren zwei Tage lang durch die Wüste, ohne einer Menschenseele zu begegnen. Ich starrte auf die durch das Klima zerstörte Straße und den vielen Sand. Es waren neue Eindrücke, neue Bilder, eine neue Umgebung und eine herrliche Landschaft, die ich nachdenklich betrachtete.

Mmh – wie viele Monate und Jahre ich doch mit meiner Lebensweise verschwendet habe, anstatt das Leben zu genießen!

Ich sah meinen wunderschönen Engel – meine Mia an. Sie war eingeschlafen. Ich blickte zu ihr und verspürte nur Liebe. Wahre Liebe und Zufriedenheit. Ich sah die kleine Nanja an, die ebenfalls eingeschlafen war und spürte eine väterliche Liebe und ein Gefühl des ‚Gebrauchtwerdens'.

Ich liebe euch beide. Für euch werde ich immer da sein.

Zufrieden sah ich wieder auf die Straße und fuhr Kilometer um Kilometer weiter. Während ich total zufrieden durch eine der Wüsten Marokkos fuhr, kam mir die Idee für ein weiteres Buch zugeflogen. Ich spürte innerlich, dass es an der Zeit war, anderen Menschen durch das Schreiben von Büchern zu helfen. Innerhalb von ein paar Stunden flog mir ein Kapitel nach dem anderen zu. Chronologisch ging ich in Gedanken das ganze ‚Burnout-Buch' durch und speicherte alles in meinem Kopf ab.

„Warum lächelst du so zufrieden?“, fragte mich Mia, nachdem sie aufgewacht war.

„Ich habe mich dazu entschlossen, solche Art von Managerjobs nicht mehr zu machen, sondern Schriftsteller zu werden. Das ‚Burnout-Buch‘ ist so gut wie fertig. Außerdem finde ich, dass wir drei zusammenziehen könnten“, antwortete ich ihr lächelnd.

„Echt? Das finde ich total klasse! Ich hatte auch schon daran gedacht, hatte mich aber noch nicht getraut, dich das zu fragen. Wir beide werden dich so gut wir können unterstützen. Oh, ich freu mich ja so riesig!“

Und tatsächlich: Kaum waren wir nach dem herrlichen Urlaub wieder in Berlin angekommen, suchten wir uns eine traumhafte Wohnung, zogen zusammen und ich fing an, in die Tasten zu hauen. Weder fiel mir das Schreiben schwer, noch strengte es mich in irgendeiner Art und Weise an. Es lief einfach wie von selbst. Tag für Tag machte ich es mir trotz meiner Schmerzen bequem, umhüllt von der Liebe meiner kleinen Familie und der Gesellschaft unserer Katze, die mir beim Tippen zusah. Und tatsächlich – nur ein paar Monate später waren ganze drei Bücher fertig geschrieben.

Ein weiterer Schritt war geschafft. Ich hatte eine neue Herausforderung gefunden, mir ein neues Ziel gesetzt und hatte wieder Hoffnung. Hoffnung, die längst verloren gegangen war, keimte wieder auf. Ich fing wieder an nach vorn zu blicken, anstatt auf die geraubte Karrierechance und die Krankheit, die mich immer noch in ihren Fängen hielt. Die Hoffnung auf ein gesundes und erfülltes Leben fing an zu blühen und voller Zuversicht schrieb ich einen Verlag nach dem anderen an, um meine Bücher vermarkten zu können.

Sechster Schritt: Selbstheilung

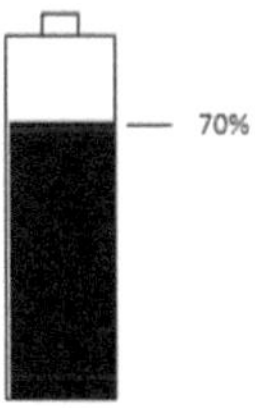

Nachdem ich Monat um Monat von Arzt zu Arzt rannte und von einem Physiotherapeuten zum Nächsten überwiesen wurde; nachdem ich sämtliche, von Ärzten verschriebenen und von Freunden empfohlenen Tabletten schluckte und ich mich sämtlichen Therapien unterzog, die so zu finden waren; nachdem ich von einer Röhre in die nächste geschoben und von Notaufnahme zu Notaufnahme geliefert wurde, kam ich zu dem Resümee – dass nichts davon wirklich half. Schließlich und immer wieder stolperte ich über das Wort ‚Selbstheilung'.

Was soll das denn sein? Und wie soll das funktionieren? Na ja. Bisher hat ja nichts von dem menschlichem Kram geholfen, also probiere ich das einfach mal aus.

Das war der Startschuss zur Endphase meiner Heilung. Was ich brauchte, war Ruhe und Zeit, und keine nervigen Besuche bei Ärzten mit monatelangen Wartezeiten, die mir eh nicht helfen konnten. Die Zeit der Regeneration hatte ich, denn mein neuer Hausarzt verstand meine Situation und beruhigte mich damit, dass er mich ohne mir Druck zu machen, auch über mehrere Monate noch krankschreiben würde. Um Geld brauchte ich mir auch keine Sorgen zu machen, denn diesbezüglich hatte ich vorgesorgt.

Die ersten Wochen, nachdem meine Bücher fertig geschrieben waren, fing ich schon wieder an, in alte Muster zu verfallen. Ich setzte mir Fristen, bis wann die Bücher publiziert werden müssten und bis wann ich das nächste geschrieben haben musste, bis wann ich ein Büro gemietet haben musste, um Klienten zu empfangen und und und.

Ich ging wieder in mich und spürte, dass es mir schlecht dabei ging, wenn ich mich selbst so unter Druck setzte.

Erst als ich das Wort ‚muss', aus meinem Leben strich, war ich vollkommen entspannt. Denn ich musste gar nichts! Mir war mittlerweile klargeworden, dass ich selbst mein größter Antreiber war, der mich zu meinen Zielen gepeitscht hatte. Das war bis vor meinem Burnout auch gut, denn sonst hätte ich niemals all meine Ziele erreicht. Aber nun war es erstmal genug. Mein neues Ziel hieß ‚gesund werden', und dafür hatte ich ja genügend Zeit. Also nutzte ich diesen Luxus – nicht um meine neuen beruflichen Ziele zu verfolgen und auch nicht, um auf Malle feiern zu gehen oder ähnliches, sondern nutzte den Luxus ‚Zeit' für mich. Nur für mich und meine neue Familie. Ich las weiter Bücher über

Selbstheilung und hörte heilende Meditationsmusik. Ich schrieb mir eine Liste, auf der all das stand, was mir guttat und tat auch genau das. Ich wachte auf, wann es mir passte, frühstückte so lange ich wollte, ging joggen wann ich wollte und ins Freibad, wann immer ich es wollte. Ich flog mit meinem Freund Manuel nach Portugal, um einen Portwein zu trinken, ging in die Berge zum Wandern, um dort in einem Zelt zu übernachten und die Einsamkeit zu genießen. Einfach, weil ich es geil fand. Ich machte Yoga auf dem Berg oder meditierte in einer Lichtung in dem Wäldchen nicht weit weg von meinem Zuhause. Ich aß, was gut und gesund für mich war und verzichtete gänzlich auf Zucker und Weizen, was mir ebenfalls sehr guttat.

Als ich eines Abends bei einem Championsleague-Spiel in einer Bar ein Bier bestellte, musste ich mich zwingen es zu trinken. Meine Geschmacksnerven und mein Inneres sträubten sich plötzlich total davor, dass ich es trank. Aber das ignorierte ich gekonnt. In dieser Nacht kotzte ich von nur drei Bieren! Ich erinnerte mich an den Mann in der Bar, den ich innerlich auslachte, weil er allergisch gegen Bier war und trotzdem seit 30 Jahren Bier trank. Er nieste und rotzte den ganzen Abend – aber auf sein Bier verzichtete er nicht. Ich beschloss es besser zu

machen und verzichtete. Dieser Abend war der letzte, an dem ich je wieder Bier trinken sollte!
Der Verzicht auf jeglichen Alkohol, eine zweite Darmkur und das tägliche Glas warmes Wasser mit einer ausgepressten Zitrone waren ein wichtiger Schritt zur Regeneration meines Immunsystems. Hatte ich noch die letzten Monate durchgehend mit Immunschwäche auf der Couch gelegen, war ich seither nicht wieder krank geworden und konnte wieder joggen, wandern und mein Krafttraining machen, ohne dass mich eine Erkältung oder die Grippe auf die Couch zwang.

Ich führte feste Rituale ein, ging wieder einmal die Woche in die Sauna und machte jeden Abend vor dem Zubettgehen Yoga.
Ich hörte wieder auf meine innere Führung und stieß dabei auf das Buch ‚Unerklärliche Beschwerden' von Dr. Pohl, die auf körperliche Beschwerden einging, wo die Schulmedizin aufgab. So erkannte ich, dass durch meinen Stress auch die Verspannungen in meinem gesamten Körper zustande kamen und so meinen Schwindel verursachte. Ja, selbst mein Gesicht und meine Kopfhaut waren so verspannt, dass ich Schmerzen hatte, wenn ich dort berührt wurde.

Also therapierte ich mich durch die Bücher über Selbstheilung und Selbstbehandlung einfach selbst und fühlte mich danach wie neu geboren. Diese Erlebnisse und Phasen dauerten immer nur ein paar Tage, aber waren mein persönliches Licht am Ende des Erschöpfungstunnels. Ich wusste, dass der Zustand vollständiger Genesung erreicht werden kann. Und somit erkannte ich, dass ich auf dem richtigen Weg war, kümmerte mich weiter um meinen Körper, meinen Geist und auch um meine Seele, denn die hatte die letzten Jahre am meisten gelitten.

Durch die Meditationen füllte ich meine Energiezentren (Chakren) wieder auf, was meine Blockaden löste und mir wieder mehr Kraft verlieh. Ich entdeckte meine Selbstheilungskräfte immer mehr und mehr und jeder kleinste Erfolg zeigte mir, dass ich auf dem richtigen Weg war.

Es ging mir deutlich besser.

Ohne Antidepressiva, ohne eine Psychotherapie oder ähnliches, ging es mir, nur durch meine ‚sechs Schritte aus dem Burnout', die ich für mich entdeckt hatte, deutlich besser.

Meine Mia, Nanja, die Katze Floki und ich wuchsen immer mehr zusammen, was etwas ganz Besonderes und etwas für immer war – und das wusste ich zu schätzen. Ich wusste es zu schätzen, geliebt zu werden und bin dankbar für jeden Tag, den ich auf dieser wunderbaren Erde genießen darf.

Zudem habe ich allen, und das waren viele, die mir Leid und Unrecht gebracht haben, verziehen und habe Hass und Groll genauso wie das Wort ‚muss' aus meinem Leben verbannt.

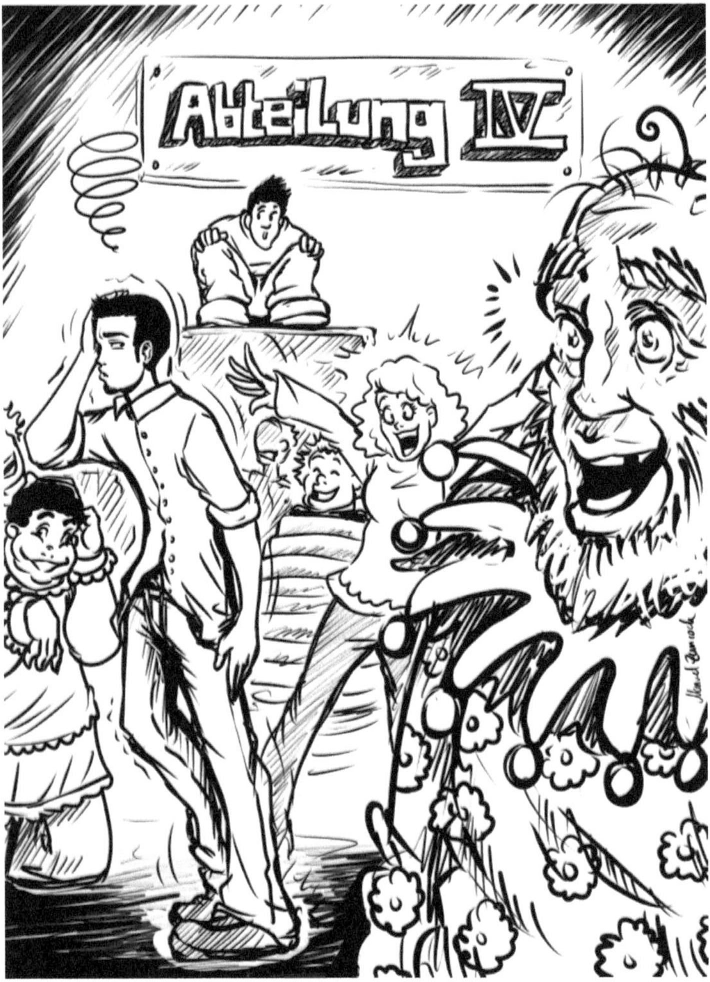
Abteilung IV

Abteilung IV

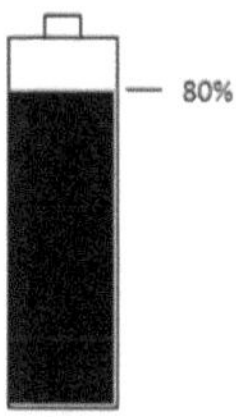

Einige Wochen, die ich mit Yoga, Meditation und Selbstheilung verbrachte, vergingen.

„Möchtest du nicht mal eine Kur machen, ich denke das wäre das Richtige für dich", schlug Mia wohlwollend vor.

Die Vorstellung, mal ein paar Wochen raus aus dem Alltag zu sein und mich nur um mich und sonst um gar nichts zu kümmern, gefiel mir. Also beantragte ich eine Kur, die innerhalb von nur 14 Tagen genehmigt wurde und weitere fünf Tage später beginnen sollte.

Na die haben es aber eilig damit, dass ich wieder fit werde. Aber mir soll´s recht sein. Bin gespannt, was da so auf mich zukommt.

Also fuhr ich in diesen kleinen Kurort im wunderschönen Schwarzwald, direkt an der französischen Grenze. Von der Terrasse aus konnte ich die Vogesen sehen und hätte theoretisch zum Froschschenkelessen mal eben über die Grenze nach Frankreich laufen können. Die Klinik, die sowohl Orthopädie als auch Psychosomatik beinhaltete, war auf einem Berg gelegen, der komplett bewaldet war und fern jeder Zivilisation zu sein schien. Dort war es keine Seltenheit, dass man beim Spazierengehen auf Hasen, Igel, Wildschweine, Bussarde und Rehe traf, die scheinbar gar keine Scheu vor Menschen hatten. Die Klinik war einfach traumhaft und abgeschieden gelegen, was mir sehr recht war.

Diejenigen, die einen Burnout hatten, kamen auf die Abteilung IV, was die psychosomatische Abteilung war. Wir neu Angereisten bekamen alle einen Jutesack als Handtäschchen, den wir immer bei uns tragen sollten und einen Paten zugewiesen, der uns durch das ganze Haus führte, um uns alles zu erklären. Es war ein befremdliches Gefühl, als einer der Jüngsten in Badeschlappen und mit Jutesack durch so eine Klinik zu laufen, aber ich war freiwillig dort, um mir helfen zu lassen, also verdrängte ich jeden aufkommenden negativen Gedanken. Uns Neue erkannte jeder an den verhaltenen Blicken und dem Pflaster am Arm, denn am ersten Tag musste jeder zum Blutabnehmen ins Schwesternzimmer gehen. Dort wurden wir auch gewogen, wobei mich das Ergebnis geschockt hatte, denn ich hatte ganze 12 kg abgenommen und war deutlich untergewichtig.
Der Therapieplan war voll und sah Frühstück um 7:00 Uhr mit direkt anschließendem Ausdauersport vor. Danach fand eine Sitzung mit dem Psychotherapeuten statt, und im Anschluss ging es gleich ab

ins Hallenbad, um dort Aquagymnastik zu betreiben. Auch wenn dieser vermeintliche Rentnersport anfangs unangenehm war, nahm ich mir dennoch vor, alle Therapien und Übungen mitzumachen. Und so hüpfte ich nun mit lauter betagten Menschen im Wasser rum und machte Gymnastik im Rhythmus der Musik. Ich machte bei dieser Hampelei mit vollem Einsatz mit, obwohl ich mir sehr komisch dabei vorkam. *Aber irgendwie ist es auch lustig und lachen soll ja gut für die Gesundheit sein.*

Nach dieser Trainingseinheit schwamm ich noch eine halbe Stunde meine Bahnen und spürte tatsächlich jeden Muskel im Körper.

Doch gar nicht so schlecht, wenn man da voll mitmacht.

Nach dem Mittagessen ging es weiter mit Rückengymnastik, anschließend Achtsamkeitsübungen und dann in den Geräteraum, um die Muskulatur wieder aufzubauen. Abendessen gab es gegen 18:00 Uhr und Yoga um 19:00 Uhr, sodass ich gegen 20:30 Uhr Feierabend hatte. Zwischendrin füllte ich die Pausen noch mit Spaziergängen, Wanderungen oder Joggingrunden in diesem wunderschönen Wald mit dieser herrlichen Luft. Fahrstuhl zu fahren war verboten, was bedeutete, dass ich mehrmals täglich sieben Etagen gehen musste, was quasi ein Training für sich darstellte. Die Kur glich einem

Trainingslager – ein Trainingslager für Körper, Geist und Seele.
Sportlich gesehen waren die Trainingseinheiten nicht schwer, aber der Muskelkater am nächsten Morgen zeigte mir einmal mehr, wie verkümmert und verkrampft meine Rückenmuskulatur durch die einseitigen Bewegungen im Büro und den Stress geworden war. Ich hätte es zwar nie zugegeben, aber ich nahm mir vor, diese Hampeleien zu Hause weiter zu betreiben, denn schon nach ein paar Stretchingeinheiten und leichten Bewegungen, die der Muskelpflege und Kräftigung der Wirbelsäulenmuskulatur diente, spürte ich eine deutliche Besserung. Meine Körperhaltung besserte sich, ich fühlte mich flexibler und zuckte nicht mehr bei jeder Bewegung, die ich machte, vor Schmerzen zusammen. Ich tat meinem Körper etwas Gutes, was sich auch auf meinen mentalen Zustand auswirkte.
Abends im Zimmer packte ich die Flasche aus, die mir meine Mia mitgegeben hatte. Es war ein Hexengebräu, was eine Energiebombe für das Immunsystem war und bestand aus:

- Apfelessig
- Knoblauch
- Kurkuma
- Zwiebeln

- Meerrettich
- Honig
- Pfeffer
- Chili und
- Ingwer

Es waren lauter Zutaten, die jede für sich schon gut für das Immunsystem sind und zusammen mit dem Apfelessig ihre Wirkung um das Zehnfache steigern sollten. Es schmeckte so wie es roch: zum kotzen! Aber ich nahm trotzdem täglich, mit zugehaltener Nase, einen Esslöffel davon und ertrug es, weil ich mir vor Augen hielt, dass ich über viele Monate ein geschwächtes Immunsystem hatte und durchgehend krank auf der Couch lag. Und schließlich hatte ich ja die Nase voll von dem Burnout, dieser extremen Erschöpfung und Kraftlosigkeit, also tat ich alles, um Körper, Geist und meine Seele zu regenerieren.

In den Therapiestunden ‚Stressbewältigung' lernte ich, dass Stress gesund sei. Zumindest, wenn man ihn nur zeitweise hat. Wenn man z.B. ein paar Wochen unter Stress steht, weil ein Projekt in der Firma fertig zu werden hat, dann hilft der Stress und die dadurch ausgeschütteten Stoffe wie Adrenalin, Noradrenalin und Cortisol dabei, den Körper und das Immunsystem zu puschen und dadurch gesund zu bleiben. Wenn man dann nach dieser Phase in den Urlaub geht und die Entspannung eintritt, fährt das System runter und diese puschenden Stoffe werden nicht mehr ausgeschüttet. Deshalb kommt es sehr oft vor, dass man zu Beginn des Urlaubes krank wird.

Deshalb bin ich also an meinem ersten Urlaubstag in Köln auf der Straße zusammengeklappt.

Als ich in der Gesprächsrunde fragte, ob es sein kann, dass ich aus demselben Grund über sechs Monate lang eine Krankheit nach der anderen ertragen musste, fragte mich der Therapeut:

„Wie lange hielt denn Ihre Stressphase an?"

„Fast 20 Jahre."

Der Therapeut schlug die Hände über dem Kopf zusammen und hatte Tränen in den Augen.

Fast 20 Jahre klingt erstaunlich viel dafür, dass ich erst 35 Jahr alt bin.

Aber nach langem und intensivem Überlegen kam ich darauf, dass diese Art von Stress anfing, als ich im Alter von nur 16 Jahren aus meinem Elternhaus ausgerissen war und das Bundesland wechselte. Ich war mit allem gnadenlos überfordert, rannte gegen sämtliche Wände, nahm jedes Fettnäpfchen mit, was man nur mitnehmen konnte und musste seither finanziell ums Überleben kämpfen. Es war ein harter Einstieg ins Leben ohne Rückhalt, ohne

Schulabschluss, ohne Rat und jeglicher Unterstützung der Eltern. Ich wurde einfach so ins Leben geworfen, wie ein Vogel, der aus dem Nest gefallen war. Ich schlug mich sieben Jahre auf dem Bau durch, um meine Miete bezahlen zu können, holte dann mit 24 Jahren meinen Realschulabschluss und das Abitur nach und hatte während meines Studiums drei Jobs, um nicht verhungern zu müssen.
Während der Ruhephasen in der Burnout-Klinik stellte ich fest, dass ich mir nie Zeit genommen hatte, um mein Leben und meine Erfolge mal zu genießen. Ich rannte, weil ich es musste, mit Vollgas durch mein Leben und holte mir durch die Arbeit Lob und Anerkennung, die ich weder als Kind, noch als Jugendlicher bekommen hatte. Ich arbeitete und arbeitete, bis ich nicht mehr konnte und noch weiter. Die Autounfälle und den Überfall vor dem Club, jede Grippe ignorierte ich und schleppte mich zur Arbeit, weil mich die Firmen brauchten. Ich tat immer alles für <u>andere</u> und vernachlässigte mich selbst. Ich arbeitete mich hoch, bis in die Zentrale eines Konzerns, von der mir gesagt wurde, dass dort in den Büros Milch und Honig fließen würden. Doch dieser Job war mein Untergang. Dort reichten eineinhalb Jahre Mobbing, Unmengen an unbezahlten Überstunden, Manipulationen, Lügen und permanenter Stress aus, um mich restlos

zu verheizen. Der Diplom-Psychologe in der Klinik erklärte uns an u.s. Diagrammen den Unterschied zwischen Herausforderungs- und Überforderungsstress.

Wenn man die nötige Erholung zu den Stressphasen einbaut, kann man über einen längeren Zeitraum problemlos den Herausforderungsstress aushalten.

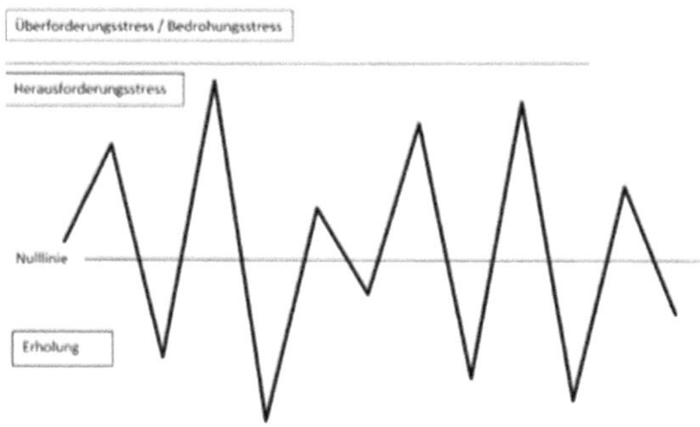

D.h. wenn man positiven Herausforderungsstress hat und die nötigen Pausen in sein Leben einbaut, hat man keine Probleme.
Pausen sollten bestehen aus:

~ Bewegung
    - Denn dadurch wird das „zu viel“ an Adrenalin, Noradrenalin und Cortisol im Körper abgebaut.

~ Erholung
    - Denn wenn man das macht, was einem guttut, erholt man sich am besten. Das kann ein Saunagang, Freunde treffen, oder auch Fernsehen sein. Das Fehlen von Stress ist jedoch keine Heilung!

- ~ Abschalten
    - o Denn durch Achtsamkeitsübungen, Yoga oder Meditation lernt man im Hier und Jetzt zu sein, was ‚Abschalten' bedeutet.'

- ~ Aktivitäten mit Erfolgserlebnissen
    - o Denn Erfolge, wie z.B. schöne Bilder malen oder Tore beim Fußball zu schießen, nähren uns.

Wenn das erhöhte Stresslevel jedoch nie unterbrochen wird und zudem die Qualität des Stresses sehr hoch ist, dann leidet man an ‚Bedrohungsstress' oder auch ‚Überforderungsstress', und der macht krank!
Siehe u.s. Diagramm.

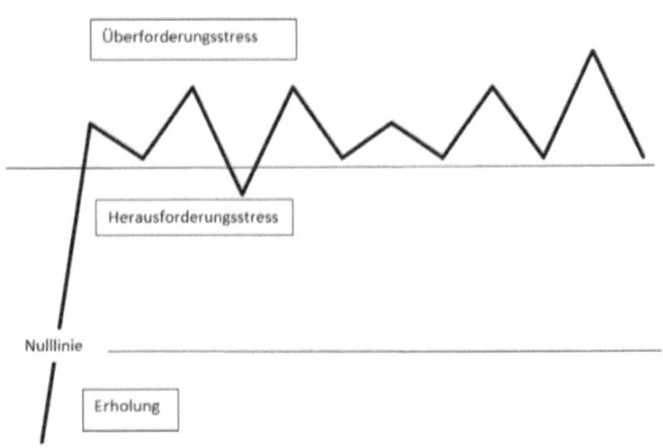

Dieser Stress macht so krank, dass man tatsächlich körperliche Symptome haben kann, ohne dass diese einen körperlichen Ursprung haben. Zudem kommen noch die psychischen Symptome, wie Gedächtnisverlust, Zerstreutheit, Erschöpfung u.v.m. In den Therapiesitzungen lernte ich, dass Beleidigungen, Spitzen, Demütigungen, Mobbing usw. wie Schläge ins Gesicht sind und sich diese Art von Stress festsetzt, bis man krank wird. Wenn man dann irgendwann tatsächlich denkt ‚ich kann nichts, ich bin nichts, oder ich tauge nichts', dann hat man sie …

… die Depression.

Auch lernten wir, dass körperliche Schmerzen, unter denen ich litt, durch Stress und Mobbing auftreten können, an denen man verzweifeln kann, da man ja keine körperliche Ursache findet.

Schmerz<u>verstärker</u> können u.a. sein:

- Angst
- Trauer
- Innerer Rückzug
- Isolation
- Sorgen
- Schlafstörungen

- Depressionen
- Soziale Abhängigkeit

Zur Schmerzreduktion können u.a. beitragen:

- Zuwendung
- Eine liebevolle Familie
- Verständnis
- Erholsamer Schlaf
- Sorglosigkeit
- Zeit
- Hoffnung und
- Entspannung

In all den Worten erkannte ich mich und meine Situation wieder und verstand immer mehr, was mit mir geschehen war. Manchen Kollegen inkl. mir redete man tatsächlich permanent ein, wie schlecht sie doch ihre Arbeit machen würden, dass sie kein Firmeninteresse hätten und sie zu nichts taugen würden, nur um sie klein zu halten.

Mir wurde, nach Monaten der Verzweiflung und Ratlosigkeit, was nur mit mir los sein könnte, endlich bewusst, was mit mir geschehen war und wie ich ganz bewusst von einigen Vorgesetzten seelisch kaputt gemacht und nun schließlich krank wurde.

Meine Vermutungen wurden allesamt von einem Diplom-Psychologen bestätigt, was mir zeigte, dass ich auf dem richtigen Weg war.
Auch war ich schließlich davon überzeugt, dass die Seele, die so sehr gelitten und körperliche Signale gesendet hatte, nach Heilung schrie, damit der Stress endlich aufhörte.
Dass man genesen wird, wenn man den Ursprung, also in meinem Fall die Seele heilt, sollte der Schlüssel zu allem sein.
In den Achtsamkeitsvorträgen lernten wir, dass Achtsamkeit ‚bewusst im Hier und Jetzt' bedeutet.

- Nicht bewertend
- Wohlwollend
- Akzeptierend

Erst wenn man die Dinge annimmt, kann man sie loslassen.
Ich verinnerlichte all das Gesagte und stellte fest, dass ich meine Krankheit bereits angenommen hatte, denn ich war jeden Tag dankbar für meinen Zustand, denn der hatte mich aus dem Hamsterrad des Konzerns befreit. Ich war nun bereit, die Krankheit loszulassen und ein Leben ohne Beschwerden zu führen.

Die Kur dauerte vier Wochen und kam genau zur rechten Zeit. Hätte ich sie vorher beantragt, hätte ich die ganzen Therapien als belastend wahrgenommen. Wäre die Kur später genehmigt worden, hätten mir einige Bausteine in meinem Heilungsprozess gefehlt. Alles in allem war die Kur für mich sehr lehr- und erfolgreich, denn ich habe mein Immunsystem wieder auf Vordermann gebracht, meinem Körper durch die Anwendungen etwas Gutes getan, meinen Geist durch Achtsamkeit und Yoga entspannt und meiner Seele Genussfähigkeit beigebracht. Ich versprach mir, mehr Selbstfürsorge zu betreiben und mich nie wieder so zu zerstören, wie ich es getan bzw. zugelassen hatte. Ich lernte, dass es noch was anderes im Leben gab, außer zu arbeiten und dass ich mich nicht durch Arbeit profilieren muss, um Wertschätzung zu bekommen. Ich lernte, dass ich ein toller Mensch bin – einfach so, auch ohne eine Arbeitsmaschine zu sein.

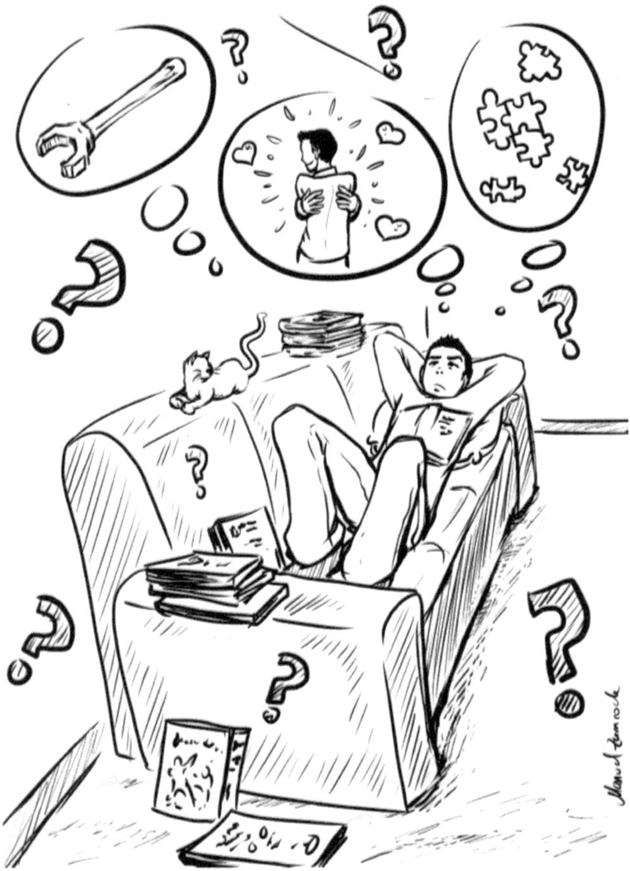

Aufarbeitung

Wie ich in den Burnout rutschte

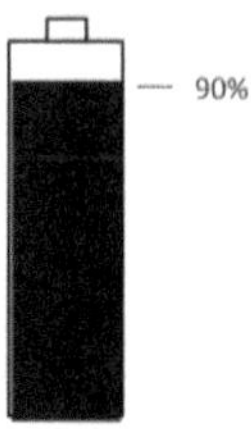

Während ich monatelang krank auf der Couch lag, hatte ich sehr viel Zeit zum Nachdenken. Ich blickte auf mein Leben zurück und versuchte herauszufinden, was passiert war und wie ich das geschehen lassen konnte. Durch viele tiefgründige Gespräche mit einer der klügsten Menschen die ich kenne – meiner lieben Sanne – kam ich auf die Idee, mir aufzuschreiben, was mir Halt und Lebensfreude gab. So entstand meine eigene ‚Fünf Säulen Theorie', die mir als visuellem Menschen verdeutlichte, was mir wichtig im Leben ist und wie ich in die totale Erschöpfung hineinrutschen konnte.

Im Kapitel ‚Ein scheinbar perfektes Leben' beschrieb ich, dass ich Freunde, Familie, Partnerschaft, meine Berufung und Hobbys hatte und dass dies, bis dahin, der beste Abschnitt meines Lebens war. In der Situation war ich mir dessen nicht so bewusst, denn darüber, warum es mir relativ gut ging, dachte ich nicht nach. Es ging mir halt einfach gut.

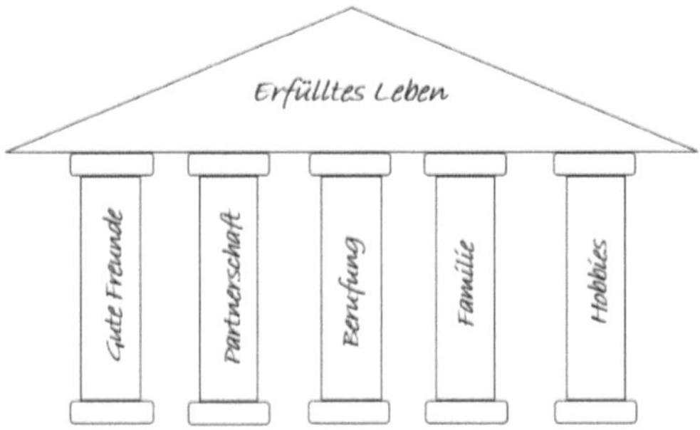

In den darauffolgenden Kapiteln beschrieb ich, wie ein fauler Apfel mir all meinen Besitz weg nahm und ich durch die Trennung in die Falle der Arbeitssucht geraten war. Durch die Beförderung nach Berlin entfernte ich mich zudem von meinen Hobbys, meinen Freunden und einem Großteil meiner Familie. Somit zerbrachen innerhalb ein paar Monate vier Säulen:

- Freunde
- Partnerschaft
- Familie und
- Hobbys

Oft hatte ich davon gehört, wie sich andere Menschen nach einem Schicksalsschlag in die Arbeit stürzten, habe es nur achselzuckend zur Kenntnis genommen und nun selbst getan – ohne es bemerkt zu haben.

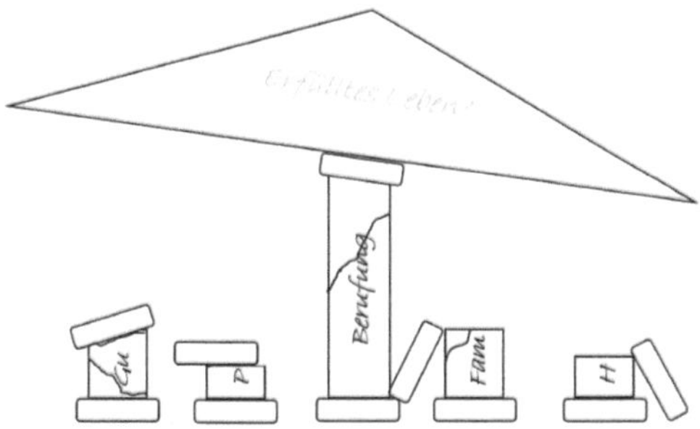

Blind durch die Manipulationen einiger Vorgesetzter, geblendet von den permanenten Gehaltserhöhungen und der teuren Karre, die ich fahren durfte, stürzte ich mich selbst ins Verderben. Ich akzeptierte die unmenschlich vielen und unbezahlten Überstunden, da ich mit Beförderung gelockt wurde, die wie bei so vielen Kollegen niemals eintrat. Ich ging in Gedanken alle eklatanten Situationen, die ich in den Firmen erlebte, nochmals durch und erkannte, dass im Grunde diejenigen gemobbt werden, die nach vorne streben und Erfolge liefern. Denn das passt den Kollegen, die erfolglos sind und gerne das erreichen würden, was andere schon haben, nicht. Also betrachtete ich es nun als Aner-

kennung mciner Kollegen und auch meiner Chefs, von ihnen gemobbt worden zu sein, um sich dann mit meinen Erfolgen, insbesondere dem Multimillionen-Deal zu brüsten. Ich weiß, dass mein Name nie im Zusammenhang mit diesem Erfolg gebracht wird. Dennoch macht er mich stolz und sollte mir später neue berufliche Perspektiven eröffnen.
Nachdem mein Traum von Karriere, Beförderung und dem richtig großen Geld geplatzt war, zerbrach meine fünfte und letzte Säule – was endgültig meine totale Erschöpfung besiegelte.

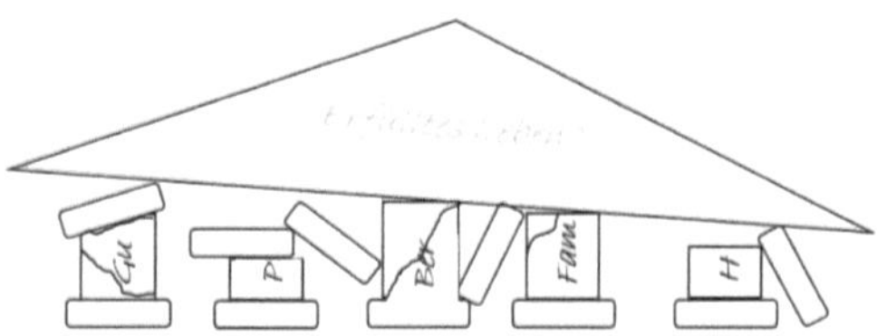

Wenn Menschen, die eine Familie, eine glückliche Partnerschaft, gute Freunde und Hobbys haben, ihren Job verlieren ist das noch zu verkraften, denn dann ist ‚Halt' vorhanden. Man sucht sich einfach einen neuen Job und fertig. Wenn man aber so wie ich, und da gibt es Einige, alles für die Firma aufgibt und der Job der einzige Halt im Leben ist, lebt man am Rande des Zusammenbruchs.

Ich erinnerte mich an einen Vorgesetzten, der seinen Italienurlaub nach nur einer Woche abgebrochen hatte, um wieder ins Büro zu gehen, wo über 400 E-Mails auf ihn warteten. Also saß er im Alter von rund 50 Jahren mit seinen drei Bypässen im Büro und tippte im Zweifingersystem eine E-Mail nach der anderen, anstatt mit seiner Frau am Meer zu liegen.

Während ich diese Zeilen schreibe, bin ich froh, den Absprung aus dem Teufelskreis mit 35 Jahren geschafft zu haben und werde mir u.a. diesen Vorgesetzten als Mahnmal für immer im Gedächtnis behalten, damit ich mich nie wieder so, durch die Arbeitssucht, kaputt machen werde.

Auch wurde mir langsam klar, dass ich tatsächlich an Arbeitssucht litt und mein persönliches Befinden dabei völlig vergessen hatte. Es gab Tage, an denen ich 24 Stunden gearbeitet hatte. Und über Jahre arbeitete ich in meinem Managerjob 60 Stunden die Woche und mehr, um dann am Wochenende nochmals 30 Stunden Holunderblütenlikör auf Mittelaltermärkten zu verkaufen. An meinem 30. Geburtstag war ich bei einem Klienten in München, um bis 23:30 Uhr sein Projekt zu leiten, anstatt zu feiern. Ich verzichtete auf Sport, verzichtete auf soziale Kontakte, auf eine feste Beziehung und absolvierte sogar noch ein zweites Studium nebenher, was sehr viel Zeit und Energie gekostet hatte. Ich glaubte, dass ich erst etwas zu leisten hätte, um mir mein Lebensrecht durch Arbeit verdient zu haben. Wie einer Droge rannte ich der Arbeit hinterher. Es war die Sucht nach Anerkennung und Lob, für die ich paradoxerweise Demütigungen und Mobbing akzeptierte und so meine Gesundheit leichtfertig aufs Spiel setzte. Auch war es mein Perfektionismus, der mich trotz größter Müdigkeit weiter und weiter machen ließ, bis ich schließlich kollabierte.

Welche Umweltfaktoren meinen Burnout förderten

- Leben in einer Großstadt
- Lange Anfahrtswege zum Arbeitsplatz
- Mobbing am Arbeitsplatz
- Arbeit im Großraumbüro
- Mangelnde Anerkennung am Arbeitsplatz
- Arbeit unter ständigem Druck von oben
- Der moderne, schnelle Lebensstil der heutigen Zeit
- Kritische Lebensereignisse (Unfälle, Überfälle etc.)

- Umzüge
- Bevorstehende Auswanderung in ein fremdsprachiges Land
- Fehlende Regenerationsmöglichkeiten
- Langwierige Fortbildung neben einer Vollzeitbeschäftigung
- Unbehandelte Allergien
- Bewegungsmangel
- Unbehandeltes Schleudertrauma nach Unfällen
- Essen unter Zeitdruck
- Etc.

Quelle: Sylvia Harke; „Hochsensibel ist mehr als zartbesaitet"; Vianova Verlag, Petersberg; 2016

Wie ich die totale Erschöpfung erlebte

Um ehrlich zu sein war dies die schlimmste Krankheit oder besser der schlimmste Krankheitskomplex, den ich bisher erfahren musste. Dagegen waren die Knochenbrüche, Schnittwunden und die Männergrippe ein Witz.

Es war die monatelange Ungewissheit, was mit mir los war und ob ich jemals überhaupt wieder arbeiten können würde, ebenso wie die anderen Krankheitszeichen, unter denen ich litt wie:

Psychische Symptome:

- Erschöpfung
- Abgeschlagenheit
- Gedächtnisprobleme
- Schwächegefühl
- Appetitlosigkeit
- Hoffnungslosigkeit
- Traurigkeit
- Zerstreutheit
- Schlafstörungen
- Unkonzentriertheit
- Emotionale Aufgewühltheit
- Reizbarkeit
- Antriebslosigkeit
- Verlust des Selbstbewusstseins
- Keinerlei Energie mehr für gar nichts
- Lustlosigkeit
- Verlust der Freude
- Innere Leere
- Gefühl von Sinnlosigkeit
- Zukunftsängste

Das Gefühl von „es geht nichts mehr“ umschreibt dies alles in vier Worten.

Körperliche Symptome:

- Erschöpfung
- Schwindel
- Immunschwäche
- Kraftlosigkeit
- Chronische Müdigkeit
- Veränderung der Körperhaltung
- Aufgedunsenes Gesicht
- Eingefallene, blauunterlaufene Augen
- Kopfschmerzen
- Sehstörungen
- Kreislaufprobleme
- Tinnitus
- Hörsturz
- Geräuschempfindlichkeit
- Nackenschmerzen
- Rückenschmerzen
- Schmerzen in der Kopfhaut
- Schmerzen in der Gesichtsmuskulatur
- Haarausfall
- Verdauungsstörungen
- Kieferverspannungen
- Zahnschmerzen
- Niedriger Puls

- Plötzliches Auftreten von Allergien
- Wechselnder Blutdruck
- Kaltschweißigkeit
- Herzrasen
- Chronische Muskelverspannungen
- Panikattacken
- Verlust der Stressresilienz

Wenn man körperliche Symptome hat, denkt man in der Regel als erstes daran, die Ursache ebenfalls im physischen Bereich zu suchen. Finden dann verschiedene Ärzte keine körperliche Ursache, kann einen das zu Verzweiflung bringen.

Wie ich dem Burnout entkam

Eine der wichtigsten Erkenntnisse, die ich in den letzten Monaten erlangt hatte, war, dass nicht nur Körper und Geist in Einklang zueinander stehen sollten, um glücklich und gesund zu sein, sondern, dass es noch eine dritte Komponente gibt. Und das ist die Seele. Denn der Geist übernimmt das Denken, der Körper das Handeln und die Seele das Fühlen!

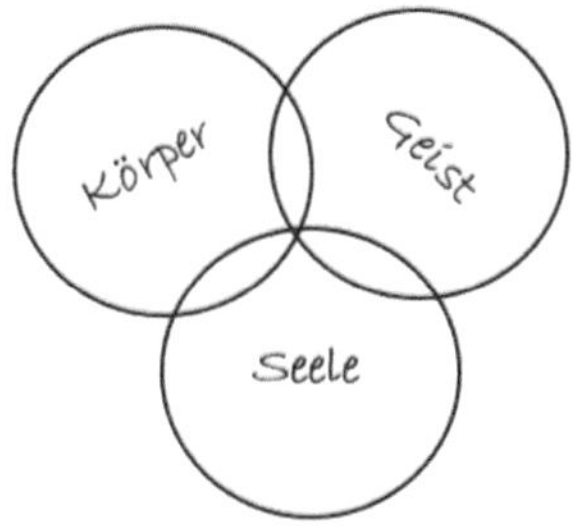

Ich erinnerte mich, dass in einigen der Firmen wöchentlich Sätze fielen wie: „Hier wird man überwacht, wie von der Stasi“ oder „Diese Stasimethoden, die die Chefs hier betreiben, machen mich fertig“. Ich erinnerte mich, wie tatsächlich ein Geschäftsführer die Telefone im Sekretariat abhören ließ, um dann diejenigen Angestellten rauszuschmeißen, die gegen ihn waren. Weiter erinnerte ich mich an ein Referat, das ich während meines Abiturs gehört hatte, in dem u.a. die Methoden der Stasi aufgezählt wurden. Wie Schuppen fiel es mir von den Augen, als mir die Parallelen zu dem was mir passierte klar wurden.

- Angriff auf die Seele des Menschen
- Zersetzung des Mitarbeiters
- Schwächen des Mitarbeiters ausfindig machen und dort angreifen

- Systematische Zerstörung des Selbstbewusstseins
- Führen mit Angst
- Verwirrung durch Desinformation
- Macht durch Wissensvorsprung

Mir wurde immer klarer, dass nicht der Körper die Ursache meiner Symptome war. Die Psyche, so wie es die Ärzte nach dem Ausschlussverfahren diagnostiziert hatten, war es auch nicht. Es war die Seele, die viel zu lang gelitten hatte und jetzt Heilung forderte. Weder die Autounfälle, noch der Überfall auf dem Parkplatz hatten mich in meiner Arbeitssucht stoppen können. Nur der totale Zusammenbruch, die alles beherrschende Erschöpfung und der Schwindel, was für mich die schlimmsten Symptome waren, brachten mich dazu, umzudenken.

Also konnte ich aufhören, von Schulmediziner zu Schulmediziner zu rennen und zu versuchen, meinen Körper heilen zu wollen. Auch konnte ich aufhören, verzweifelt einen Termin bei einem Psychiater bekommen zu wollen, da ich psychisch keine Probleme hatte. Ich wusste, dass ich als erstes meine Seele heilen musste. Und das tat ich durch noch mehr Spiritualität, wodurch ich auch auf die Selbstheilungskräfte, die in jedem Menschen stecken, stieß.

Der größte Fehler, den ich in meiner Krankheitsphase gemacht hatte, war der, dass ich die Krankheit, während ich krank war, nicht erkannt oder besser gesagt vehement ignoriert hatte. Selbst als ich täglich fünf Tabletten gegen Burnout nahm und in Köln zusammengebrochen war, erkannte ich die Krankheit nicht. Und als ich dann sogar wegen depressiver Erschöpfung krankgeschrieben war, und mit meinen Kräften am Ende auf der Couch vor mich hinstarrte, nahm ich dennoch Projekte an und verfolgte weiterhin meine Selbstständigkeit.

Meine ‚sechs Schritte aus dem Burnout' nochmals in Kürze Zusammengefasst:

1. Einsicht

Erst als ich einsah, dass ich wirklich krank war, konnte die Heilung langsam beginnen.

2. Auf die innere Stimme hören

Als ich aufhörte, meine innere Stimme (Intuition) zu ignorieren, und stattdessen anfing, danach zu handeln, was sie mir mitteilte, traf ich Entscheidungen, die gut für mich waren – die richtigen Entscheidungen.

3. **Sich selbst kennenlernen**

Als ich mich „wieder" selbst kennenlernte, erfuhr ich erst, was für ein wunderbarer, liebevoller, intelligenter, erfolgreicher, toller, unglaublicher Mensch ich war. Und baute somit mein in den letzten Jahren zerstörtes Selbstbewusstsein wieder auf.

4. **Persönliches Wachstum**

Trotz, oder gerade wegen all der negativen Erfahrungen und dem schweren Gang durch diese dunkle Zeit, wuchs meine Persönlichkeit, die ich heute nicht mehr missen möchte.

5. **Leben ändern**

Ich sah ein, auch wenn es eine schwerwiegende Entscheidung war, dass ich mein Leben, meine Art zu leben, ändern musste. In meinem Fall war es meine Arbeitssucht und den damit verbundenen Stress zu bekämpfen und meine berufliche Zukunft neu auszurichten. Hätte ich den Burnout nicht durchlebt, wäre ich heute kein Schriftsteller!

6. **Selbstheilung**

Als ich erkannte, dass nur ich mich selbst heilen konnte, zeigte mein gesundheitlicher Kompass in die richtige Richtung und meine Heilung beschleunigte sich enorm.

Was mir half:

- Liebe
- Meditation
- Yoga
- Naturerfahrungen
- Wandern
- Sauna
- Liebe
- Medienentzug
- Ernährungsumstellung
- Aufbau des Selbstbewusstseins
- Darmkur
- Liebe
- Atemübungen
- Autogenes Training
- Leichter Sport
- Entspannung in Alltagssituationen
- Liebe
- Vermeidung von Stress
- Tägliche Rituale
- Längere Ruhepausen
- Gespräche mit Gleichgesinnten
- Kleinigkeiten genießen

- Liebe
- Blackroll gegen Rückenschmerzen
- Progressive Muskelentspannung
- Sonne
- Freundschaft
- Gesellschaft von guten Menschen
- Liebe

Das Buch „Loslassen und Heilung erfahren / In 12 Schritten zur eigenen Gesundheit“ von Susanne Hühn half mir hierbei ganz besonders.
Ich genoss das Gefühl, von meiner neuen Familie umsorgt zu werden, statt ein schlechtes Gewissen zu haben, weil ich nicht gearbeitet hatte. Was für mich als Workaholic oder besser als Arbeitssüchtiger, denn nichts anderes war ich, ein Riesenerfolg war.

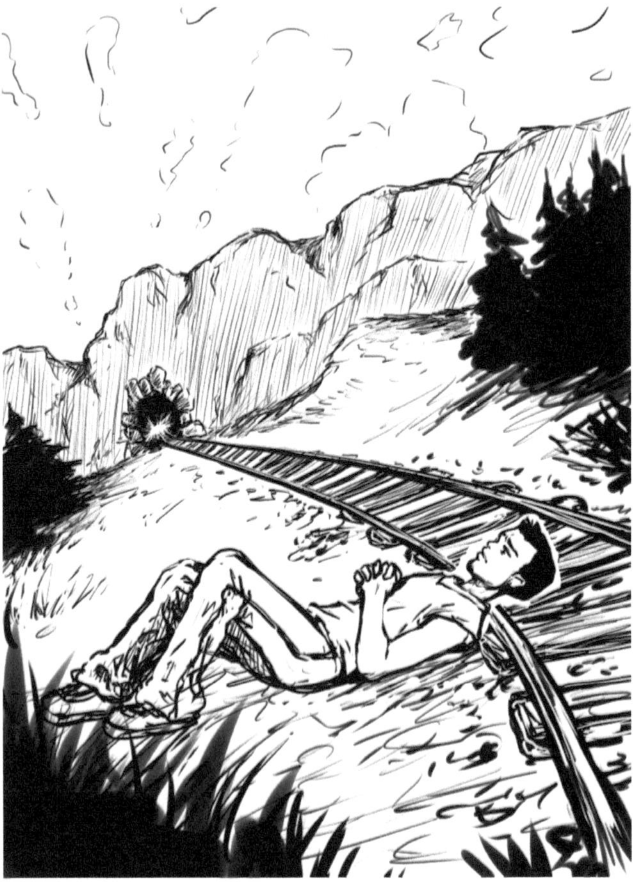

Das Licht am Ende des Tunnels

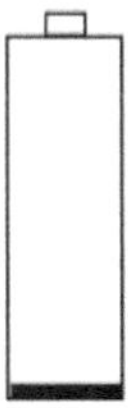

– 0% PTBS!!!

Nach rund eineinhalb Jahren Leid ging es nun endlich bergauf. Nach der Kur und nach monatelanger Fürsorge meiner kleinen Familie ging es mir endlich besser. Durch die viele Zeit, die ich mit meinen Liebsten verbrachte, durch die Liebe, die ich bekam und durch das Gefühl des ‚Gebrauchtwerdens' blühte ich wieder auf. Ich wurde vom Workaholic, der nichts anders als Stress und Meetings kannte, zum Familienvater. Ich kümmerte mich fürsorglich um die kleine Nanja, machte mit ihr Ausflüge, wenn Mia in der Arbeit war und genoss die gemeinsame Zeit unheimlich. Ich beobachtete Nanja und sah wie glücklich sie war, nur weil sie auf einer Schaukel saß oder wie sie strahlte, wenn sie ein Eis bekam.

Unglaublich – wie man sich über so einfache und alltägliche Dinge freuen kann.

Ich überlegte, wann die Freude in meinem Leben abhandengekommen war, denn eigentlich war ich doch immer ein lustiger Mensch gewesen, der stets einen flotten Spruch auf den Lippen hatte. Aber irgendwas war irgendwann geschehen, das mich zu einer Arbeitsmaschine ohne Spaß im Leben werden ließ. Während ich mit einer Hand die Schaukel anschubste, versank ich immer tiefer in meinen Gedanken und grübelte vor mich hin.

„Papa, Papa, sieh doch."

Ich grübelte weiter.

„Aber Papa, nun sieh doch, ein Engel!", rief Nanja voller Freude.

Ich brauchte ein paar Sekunden, um mich zu sammeln.

Hat mich die Kleine gerade tatsächlich ‚Papa' genannt? Und was für einen Engel meint sie denn?

Ich drehte mich um und sah wie Mia auf uns zulief. Da wo sie erschien, war Licht. Wenn sie in meine Nähe kam, war plötzlich alles so friedlich. Sie strahlte uns an – voller Güte und Liebe, voller Freude und Wohlwollen. Mit geöffneten Armen kam sie auf uns zu und schloss uns mit ihrer göttlichen Liebe in ihre Arme, wie ich es noch bei keinem anderen Menschen erlebt hatte. Wir drei verschmolzen regelrecht ineinander. Wir waren füreinander geschaffen – wir waren füreinander bestimmt! Es war eine heilsame, glückliche und unglaublich liebevolle Beziehung, die mich gesundwerden ließ.

„Ich habe eine Adresse für dich herausgefunden, mein Schatz. Dieser Mann wird dir helfen."

„Was macht der denn?", fragte ich neugierig und freudig, denn wenn Mia mir etwas empfahl, war es immer zu meinem Besten.

„Wirst du sehen."

Ich akzeptierte die Antwort, machte einen Termin aus und schon ein paar Tage später ging ich zu diesem Mann. Er begrüßte mich an der Eingangstür, die gar nicht aussah wie die einer Arztpraxis.

Was ist denn das für ein Mediziner?

Er geleitete mich durch den Flur bis in den ersten Stock seines Privathauses. Er war einer von der Sorte Medizinmann, den man weder im Internet, noch im Telefonbuch findet.

Wie macht Mia das immer? Wo bekommt sie denn solche Kontakte her?

Ich vertraute mich ihm an und ließ ihn Fläschchen mit Globuli an meiner Haut reiben, die dann zu ihm sprachen und ihm sagten, ob sie gut für mich seien, oder eben nicht.

Oh Mann, wie soll denn sowas funktionieren? Aber gut, du willst ganz gesund werden, also nimm es an.

Er sprach mit meinem Körper und fragte ihn, was er sonst noch bräuchte. Dann holte er seine Akupunkturnadeln aus dem Schrank und stach mir permanente Nadeln an fünf Stellen, die ihm mein Körper mitgeteilt hatte. Obwohl ich hochsensibel war, akzeptierte ich diesen ekligen Schmerz, denn ich vertraute darauf, dass Mia nur das Beste für mich wollte. Nach zwei Stunden ging ich aus der ‚Praxis' und lief nach Hause. In Gedanken legte ich mir schon Worte zurecht, welche ich Mia sagen würde, denn der ‚Arztbesuch' war schmerzhaft und eigenartig gleichermaßen. Auf halbem Wege, ich konnte schon unser Haus sehen, blieb ich plötzlich stehen. Irgendwas war – anders. Irgendwas war – besser! Irgendwie war ich – gesund! Es war so unfassbar, dass ich es nicht glauben wollte, aber tatsächlich: Ich bewegte mich, ohne den kleinsten Schmerz zu verspüren. Ich drehte mich, ohne dass mir schwindelig wurde. Ich schüttelte meinen Kopf wie ein Bekloppter, aber er war weg – einfach weg. Der Schwindel und die Schmerzen, die mich eineinhalb Jahre gequält hatten – einfach aufgelöst. Lachend rannte ich nach Hause, um meine beiden Liebsten in den Arm zu nehmen und mit ihnen mein Glück zu teilen.

Es war ein neues Leben. Eins ohne Schmerzen, ohne Sorgen und ohne Schwindel. Bei jedem Blick nach rechts oder links erwarte ich meinen alten Feind den Schwindel, bei jeder Bewegung erwartete ich stechende Schmerzen, und bei jedem Gedanken, erwartete ich Negatives. Doch nichts dergleichen war noch vorhanden. Ich war geheilt und so gesund, wie ich es noch nie in meinem ganzen

Leben war. Ich war befreit und glücklich. Es war nicht nur ein neues Lebensgefühl, es war ein komplett neues Leben! Eins – voller freudiger Erwartung an die Zukunft, eins – voller Liebe, eins – voller Dankbarkeit, Glück und Harmonie.

Die darauffolgenden Wochen genoss ich noch mehr, noch intensiver und noch glücklicher mit meiner kleinen Familie, als bisher. Wir machten Ausflüge in die Natur, hatten Spaß in Freizeitparks und genossen jede Minute auf dem Spielplatz. Jedes freudige Lachen von Nanja und jedes liebevolle Lächeln von Mia ließ mein Herz schmelzen. Es war einfach alles perfekt. Wir hatten eine traumhafte Wohnung, eine harmonische Beziehung, tolle Autos vor der Tür stehen, gemeinsame Hobbys und beruflich arbeitete ich an meiner Schriftstellerkarriere. Ich hätte mir kein schöneres Leben erträumen können.

Es war ein Donnerstag, als die Polizei vor meiner Wohnung stand und mir sagte, dass sie eine schlechte Nachricht für mich hätten.

„Was ist denn?“, fragte ich misstrauisch und zögerlich.

„Wir haben Ihre Adresse im Portemonnaie von Mia S. gefunden. Sind Sie ihr Partner?“

„Ja, das bin ich. Wo ist sie denn? Ist was passiert?“

„Wir bedauern ihnen mitteilen zu müssen, dass Frau S. und ihre Tochter bei einem Autounfall ums Leben gekommen sind."

„Was? Die beiden wollten doch nur kurz …"
Wie versteinert stand ich da und konnte keinen klaren Gedanken mehr fassen.

„Das darf doch nicht wahr sein. Wieso? Womit hat sie das verdient? Und die kleine Nanja, sie war noch nicht mal drei Jahre alt. Wieso?"

„Hier haben Sie eine Telefonnummer von einem Seelsorger. Wenn Sie mit der Situation nicht klarkommen, dann rufen Sie dort bitte an."
Mit diesen trockenen Worten ließen mich die zwei Beamten allein.

Ich schloss die Tür und starrte vor mich hin. Ich warf einen Blick durch die Wohnung.
Das soll es gewesen sein? Ein Jahr des Glücks? Keine Liebe mehr in dieser Wohnung? Kein Lachen eines Kindes mehr? Warum …? Wozu …? Womit habe ich das verdient? Warum müssen zwei so wundervolle Menschen sterben? Es war doch alle so schön! Darf ich denn gar keine Freude in diesem Leben haben?

Ich weinte, ich kotzte, ich fluchte, ich zerbrach. Ich zerbrach innerlich, denn ich konnte den Schmerz nicht ertragen. Ich spürte wie mein Herz blutete – wie es verbrannte! Ich kauerte am Boden und heulte. Stundenlang lag ich da und fiel in ein tiefes Loch. Ich ging zum Kühlschrank und nahm mir eine Flasche Bier heraus.

„Tu das nicht!“

„Doch, ich will meinen Kummer ertränken!“

„Denk daran, dass du seit einem Jahr keinen Alkohol mehr getrunken hast und es dir seither viel besser geht! Sei stark, du brauchst ihn nicht!“

Es war, als könnte ich Mias Stimme hören. Ich beschloss auf sie zu hören und stellte die Flasche wieder zurück.

Zwei Wochen lang verließ ich das Haus nicht, sondern verkroch mich und gab mich der Trauer hin. Ich aß fast nichts, kotzte dennoch jeden Tag. Ich litt, ich trauerte, ich lag auf dem Boden und starrte vor mich hin. Dieser Schmerz – er war so stark, so unerbittlich, so intensiv wie unsere Liebe gewesen war. Er war kaum zu ertragen. Meine Symptome kamen allesamt wieder. Ich spürte, wie der Verlust sich in meinem Nacken durch einen brennenden Schmerz festsetzte, wie mein alter Feind der Schwindel schlagartig zurückkam und mir mein ganzer Körper weh tat. Ich wollte Mia folgen und dachte an die Bahngleise – die mir immer sympathischer wurden. Ich stellte mir bildlich vor wie es sein würde und sah das Licht am Ende des Tunnels.

Es ist nur die Überwindung und eine Sekunde Schmerz, dann war´s das.

„Auch das wirst du nicht tun!"

„Wieso nicht? Was soll ich denn noch hier?"

„Du hast hier noch einiges zu erledigen, das weißt du! Du wirst gebraucht, also bleib. Geh an deinen Tresor."

Ich dachte ich verliere den Verstand, denn ich hörte ihre Stimme. Nicht mit den Ohren, sondern im Herzen.

Ich versuchte etwas zu essen, doch nichts schmeckte. Ich versuchte Sport zu machen, aber es blieb bei dem Versuch, denn mein Körper fühlte sich schwer wie Blei an. Ich konnte mich kaum bewegen, also lag ich nur herum. Wenn ich in den Spiegel blickte, sah ich nur Leere. Wenn ich auf die Waage sah, erschrak ich, konnte aber nichts daran ändern, dass mein Gewicht noch schneller sank, als noch vor eineinhalb Jahren. Ich war so dürr und so abgemagert wie nie zuvor. Irgendwie hatte ich das Bedürfnis an meinen Tresor zu gehen, doch verstand ich nicht, was ich da sollte.

Ich habe weder was reingelegt, noch rausgeholt. Was soll ich denn da? Geld zählen? Was soll das bringen? Ich will meine Familie zurück!

Ein paar Tage später, ich wollte gerade etwas aus dem Kleiderschrank nehmen, stach mir der Tresor ins Auge.

Na gut. Ich soll ja mehr auf meine Intuition hören, dann mache ich das halt.

Ich öffnete den Tresor und sah alles durch, was darin lag. Dokumente.

Wie vorher.

Silber.

Ja, das glänzt immer noch schön. Autoschlüssel.

Auch noch da.

Weil scheinbar alles wie immer war, räumte ich alles wieder ein. Ich wollte gerade die Tresortüre schließen, als mir die Ecke eines Briefes auffiel.

Mmh … was ist das denn für ein Brief? Den kenne ich ja gar nicht. Ich nahm ihn heraus, öffnete ihn und fing an zu weinen. Er war von Mia.

Mein lieber Schatz,

es wird der Tag kommen, an dem Du weinen und aufgeben willst, aber ich bitte Dich, tu es nicht. Wir beide waren gekommen, um Dein Herz zu öffnen, um aus Dir kalt gewordenem Mann wieder einen warmherzigen und liebvollen Menschen zu machen. Die Welt war hart zu Dir, deshalb wurdest Du es auch. Aber das musst Du nicht mehr sein.

Ich leide von klein auf an einem Herzfehler. Es wird der Tag kommen, an dem ich sterben werde. Ich weiß, Nanja wird es gut bei Dir haben. Kümmere Dich um sie.

In ewiger Liebe …

… Deine Mia!

Der Brief war kurz und dennoch wichtig, denn offenbar hatte Sie während der Autofahrt einen Herzinfarkt erlitten und ist deshalb in den Gegenverkehr gefahren.
Auch wenn das ‚Warum' nun Sinn machte – die Trauer blieb und war so stark, dass sie mich komplett beherrschte. Ich wusste nun überhaupt nichts mehr mit mir anzufangen, hatte keinen Sinn mehr im Leben gesehen, keine Aufgabe und keine Freude mehr. Es war ein Gefühl von vollkommener Leere. Mein Feuer war wieder erloschen und ich wurde zurück zum Startschuss meines Burnouts katapultiert. Abgemagert und mit dem Leben überfordert, ging ich zu meinem Hausarzt, der Verständnis für meine Situation hatte, mich weiter krankschrieb und mir Antidepressiva mitgab. Aus Höflichkeit nahm ich die Packung ‚Chemikalien' mit, um sie zu Hause ungeöffnet in den Müll zu werfen.

Na super, ein Jahr ist nun seit dem Burnout vergangen und nun bin ich wieder am Anfang angelangt.

Den Sinn dahinter konnte ich nicht sehen und resignierte. Ich saß in dem viel zu großen Wohnzimmer in der viel zu großen Wohnung, starrte wie die letzten Wochen auch einfach nur vor mich hin und grübelte. Jeder Versuch einen klaren Gedanken zu fassen, wurde schon zu Beginn durch die Trauer im Keim erstickt. Klar denken gelang mir nicht, also

hörte ich auf mein Bauchgefühl, das mir sagte, dass ich in dieser Wohnung nicht mehr bleiben kann, denn so würde die Trauer nie enden.
Das Telefon klingelte – es war mein ehemaliger Kommilitone Sascha, den ich schon ewig nicht mehr gesehen hatte.

„Hey Christoph, ich habe gehört was passiert ist, wenn ich dir helfen kann, dann sag Bescheid."

„Ich kann in dieser Wohnung nicht mehr bleiben, ich halte es hier drin nicht mehr aus."

„Na so ein Zufall! Ich gehe für ein paar Jahre ins Ausland, du kannst solange in meine Bude, wenn du magst?"

Ich nahm das Angebot ohne zu zögern dankbar an, klärte die Situation mit meinen Vermietern, die Verständnis hatten und mich schon nach nur vier Wochen aus dem Mietvertrag gehen ließen.
Also wohnte ich nun in einer anderen Ecke von Berlin in einer fremden Wohnung. Es war eine Junggesellenbude mit großem Keller, in dem ich alles unterbringen konnte, was ich besaß. Als ich mich schließlich eingerichtet hatte und anfing, mich nach ein paar Wochen langsam wohl zu fühlen, rief Sascha an, um mir mitzuteilen, dass ihn die Firma entlassen hätte und er zurück in seine Bude müsste.

Was passiert denn noch alles? Ich habe langsam keine Kraft mehr für so einen Mist! Warum passiert mir denn sowas?

Ich war gezwungen, innerhalb weniger Tage alles zu verkaufen was ich besaß und in ein Hotel zu ziehen, denn in so kurzer Zeit eine Wohnung in Berlin und auch noch ohne Job zu finden, war nicht so einfach. Nach einigen hektischen Tagen, die mich meine letzten Reserven gekostet hatten, saß ich mit meinem Kater Floki in einem Hotelzimmer auf dem Bett. Ich griff in meine Jackentasche nach dem Inhalt und hielt ihn in beiden Händen. Ich sah auf mein Portemonnaie und meinen Autoschlüssel.

Was für eine Ironie. Vor rund eineinhalb Jahren war ich noch Manager, fuhr Dienstwagen und verdiente einen Menge Geld. Und nun besitze ich nichts mehr außer meinem Auto, meinem Girokonto und dem Metalldetektor in der Ecke, bin krank, habe keine Kraft mehr und muss alle paar Tage das Hotel wechseln. Schlimmer kann es ja gar nicht mehr kommen.

Doch, kann es …

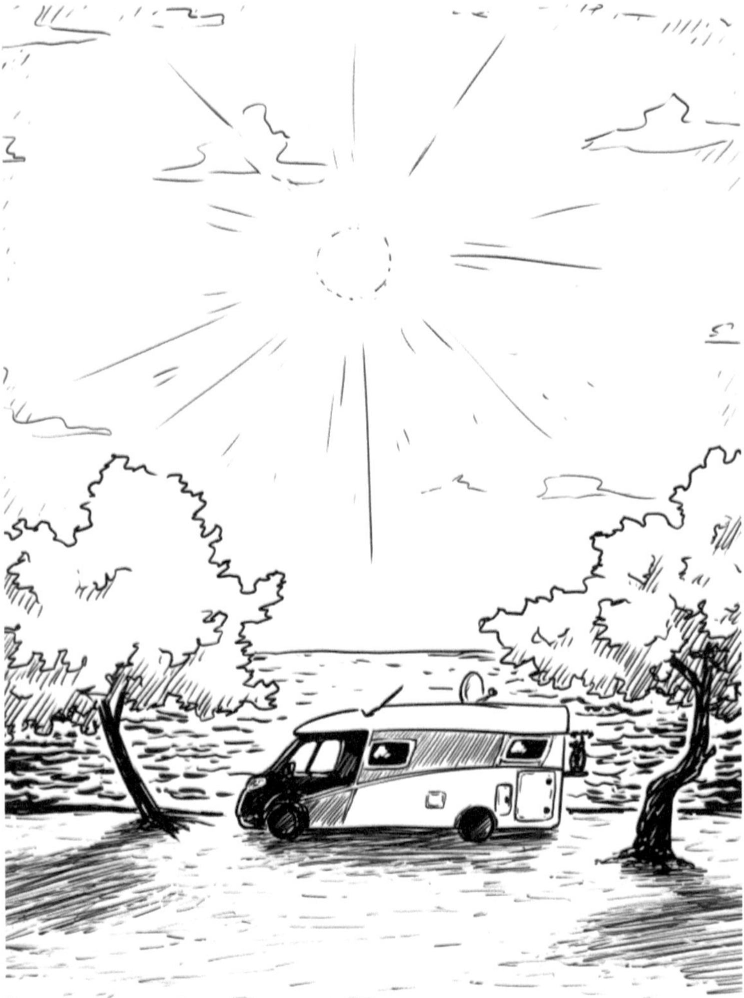

Die Reise

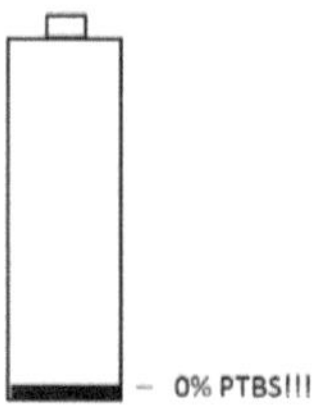

Ich lag gerade in einem der wenigen Hotels, in das ich meinen Floki mitnehmen durfte und verzweifelte an den Umständen.

Wozu das Ganze? Was habe ich denn verbrochen und was ist denn das für ein Leben, das ich führe? Von Hotel zu Hotel ziehen und von Arzt zu Arzt gehen, um mir sagen zu lassen, dass mir keiner von denen helfen könne. Alles habe ich immer nur für andere getan, geholfen, mich aufgeopfert, unbezahlte Überstunden für Firmen gerissen, Umzüge für den Job und für meine Karriere in Kauf genommen. Und als Dank dafür interessiert sich keiner mehr für mich und nun sitze ich hier in einer fremden Stadt ohne Hoffnung auf Gesundheit und ohne meine kleine Familie.

Ich war am Ende meiner Kräfte und wusste nicht mehr was ich machen sollte. Mir eine Wohnung mieten ohne einen Job zu haben, schien ein Ding der Unmöglichkeit zu sein. Einen neuen Job annehmen ohne gesund zu sein, machte keinen Sinn, denn nach spätesten zwei Wochen in einem Büro, wäre ich wieder zusammengebrochen.

Meine innere Stimme meldete sich wieder und immer häufiger.

„Du wollest doch eine Reise machen."

Eine Reise machen? Ich will gesund sein und muss arbeiten gehen?

„Warum musst du denn arbeiten gehen?"

Das macht man in Deutschland nun mal. Da muss man arbeiten, um akzeptiert zu werden und um Geld zu verdienen. Außerdem bin ich ein Arbeitstier, ich will arbeiten!

„Nein, das musst du nicht! Akzeptiere dich selbst, lerne dich selbst besser kennen und mach dir um Geld keine Sorgen, du hast genug. Und sieh doch, wo dich deine Arbeitswut hingeführt hat."

In die totale Erschöpfung.

Ich sah ein, dass ich mein altes Leben, wie ich es bisher geführt hatte, auf gar keinen Fall weiterleben konnte. Heilung durch Mia und Nanja konnte ich nun auch keine mehr erwarten. Ich musste was verändern. Nicht nur ein bisschen, sondern alles.

Ich analysierte kurz die Situation.

Das Schlechte an der ganzen Misere ist, dass ich nichts mehr besitze. Und das Gute daran? Mmh …

„Du besitzt nichts Materielles mehr. Das brauchst du auch nicht. Fang an zu leben!"

Ich beschloss in einer Kurzschlussreaktion, mein Auto gegen ein Wohnmobil einzutauschen und unterschrieb noch in derselben Woche den Kaufvertrag. Und so kam es, dass ich mich auf einen langen Weg begab, dessen Sinn und Ziel ich nicht kannte, aber irgendwie durch die Umstände dorthin geführt wurde.

Also zog ich nun vom Hotelzimmer in mein Wohnmobil, kaufte das Nötigste, was man so zum Leben braucht, baute einen Kratzbaum für meinen Floki ein und fuhr los.

Mittlerweile war mein erstes Buch, mein Studentenratgeber, veröffentlicht worden und so beschloss ich erst einmal durch Deutschland zu fahren, um eine Universitätsstadt nach der anderen abzuklappern. Ich fuhr von Uni zu Uni, von Hochschule zu Hochschule und von einem Studentenwohnheim zum anderen, klemmte an jeden Scheibenwischer, den ich sah, einen Flyer und hing Poster an jede Säule, an der ich vorbeilief. Ich lenkte mich durch Arbeit von der Trauer ab, was nur bedingt half, denn zu der Trauer war noch die Krankheit allgegenwärtig. Ich wollte täglich drei Städte abklappern, tausende von Flyern verteilen und so effizient sein wie nur möglich. Also fiel ich wieder in alte Muster der Überforderung zurück und mein Körper streikte. Er bewegte sich einfach nicht mehr. Ich fühlte mich nach einer Stunde Flyer unter Scheibenwischer klemmen so, als wäre ich einen Marathon gelaufen. Ich war am Ende. Ich beschimpfte meinen Körper, weil er nicht mehr funktionierte und ich doch noch so viel zu erledigen hatte. Aber er blieb stur und zeigte mir, dass ich wieder dabei war es zu übertreiben. Ich schleppte mich zum Wohnmobil und legte mich hin. Als ich die Augen wieder aufmachte, stellte ich fest, dass ich ganze vier Stunden geschlafen hatte und ein Strafzettel unter meinem Scheibenwischer hing.

Unglaublich, wie kaputt ich sein kann, nur weil ich eine Stunde lang ein paar Flyer verteilt habe. Wie soll ich denn so jemals wieder Vollzeit arbeiten gehen?

Ich zermarterte mir mein Gehirn und setzte mich unter Druck, denn ich musste doch wieder funktionieren.

Ich beschloss, ein paar Tage Werbepause einzulegen und stattdessen in den Teutoburger Wald zu fahren, um dort nach Überbleibseln der Varusschlacht zu graben. Die Geschichte von Arminius faszinierte mich schon seit Ewigkeiten und nun bot sich mir die Gelegenheit, einen meiner Träume zu erfüllen. Jeder, mit dem ich telefonierte, sagte Sätze wie: „Da wirst du nichts finden" oder „Glaubst du nicht, dass dort schon andere gesucht haben?". Wie immer hörte ich mir den Widerspruch anderer Menschen an und machte es dennoch, denn ich hatte einen Traum, und den wollte ich mir erfüllen. Und so fuhr ich in meinen Teutoburger Wald, besuchte die Wewelsburg, die Externsteine und das Hermannsdenkmal. Ich parkte mein Wohnmobil mitten in dem dunklen Wald und genoss die Ruhe. Wenn ich ein Rascheln hörte, sah ich aus dem Fenster und beobachtete die Rehe, die unter dem Laub nach Futter suchten. Es war herrlich. Keiner, der mich störte, kein Stress, nur wir und die Natur. Floki und ich gewöhnten uns schnell an das Leben im Wohnmobil, die Natur und die damit verbundene Freiheit. Floki, der kleine Racker, erfreute sich ebenfalls an den Wäldern, flitzte durch das Laub, von einem Baum auf den nächsten und fing Mäuse. Wenn ich pfiff, kam er stets zuverlässig zu mir zurück.

Am nächsten Morgen weckte mich die Sonne, die durch das Dachfenster schien. Ein lauer Wind blies durch das geöffnete Seitenfenster und so roch es nach Wald und Sommer in meinem Bett. Ich räkelte mich.

So könnte ich eigentlich jeden Tag geweckt werden, statt hektisch aufzustehen und ins Büro zu hetzen.

Nach dem ausgiebigen Frühstück im Wald packte ich meinen Metalldetektor, den ich für die kleine Nanja gekauft hatte, damit wir gemeinsam auf ‚Schatzsuche' gehen konnten und lief los. Ich grub Löcher und fand täglich Blechdosen, Schrauben, Patronenhülsen und Stacheldraht. Am dritten Tag, ich grub gerade ein paar Metallstücke aus, hörte ich von Weitem Dudelsackmusik an einem mystischen Ort. Ich packte schnell die mit Lehm überzogenen Metallteile in meine Tasche und lief der Musik entgegen. Mitten im Teutoburger Wald stand tatsächlich ein Mann im Kilt auf einem Felsen und spielte Dudelsack.

Unglaublich schön diese Musik und unglaublich, was Menschen so alles unter der Woche machen. Muss der nicht in irgendeinem Büro sitzen?

Nachdem ich mir eine Stunde die Sonne ins Gesicht scheinen ließ und der historischen Musik lauschte, lief ich zurück zum Wohnmobil, um meinen Hunger zu stillen. Ich aß gerade, als mir die Lehmkluppen auf dem Tisch ins Auge stachen.

Blechdosen – wer wirft denn Blechdosen in den Wald? Munition – ja das ist ja nichts Ungewöhnliches, aber was ist das?

Während ich mit der einen Hand das leckere Essen in den Mund schaufelte, bröckelte ich mit der anderen Hand den Lehm des einen Fundes ab. Ich vermutete wieder eine Blechdose doch verschluckte mich fast, als ich erkannte, was ich wirklich in der Hand hielt.

Kann das denn wahr sein? Habe ich wirklich einen historischen Fund gemacht?

Ich unterbrach mein Essen, um die Funde zu säubern und tatsächlich: Vor mir lagen 2.000 Jahre alte Pfeilspitzen, Hufeisen inkl. handgeschmiedeter Nägel und eine Münze aus der Römerzeit. Ich konnte mein Glück nicht fassen und strahlte über beide Ohren.

„Du hast dir etwas vorgenommen, ein Ziel gesetzt und es erreicht. Denk darüber nach und denke vor allem an die Beweggründe für diese Unternehmung!"

Ich wollte Spaß und ein Abenteuer.

„Merk dir diesen Satz!"

Am nächsten Morgen packte ich zufrieden meine Siebensachen und fuhr weiter bis nach Hamburg, um mir ein Musical anzusehen. Auf dem Weg dorthin machte ich noch an ein paar Universitätsstädten halt, um sie mir anzusehen und nebenbei ein bisschen Werbung zu machen. Das Ändern meiner Einstellung zu meinem Vorhaben machte die ganze Sache sehr viel einfacher.

Nach mehreren wundervollen Wochen im hohen Norden und unglaublichen Begegnungen mit netten Menschen war es an der Zeit, mir ein Land auszusuchen, denn Deutschlands Städte und Wälder kannte ich nun. Zudem stand der Herbst vor der Tür und auf den folgt bekanntlich der Winter, den

ich nicht im Wohnmobil im kalten Deutschland verbringen wollte.
Nach langem Überlegen entschied ich mich auf Drängen meiner inneren Stimme, nach Griechenland zu fahren. Also fuhr ich vom hohen Norden wieder durch ganz Deutschland, durch Österreich, Slowenien, Kroatien, Montenegro durch Albanien bis nach Griechenland. Nachdem ich die Grenze in Flip Flops und kurzer Hose passiert hatte, war mir klar, warum die Zollbeamten mich alle so fragend ansahen. Es waren 2 °C und Schnee lag auf dem Gebirge. Aber auch davon ließ ich mich nicht von meinem Vorhaben abbringen und fuhr weiter. Mein neues Ziel hieß ‚Griechenland erkunden und gesund nach Deutschland zurückkehren'.
Am Strand angekommen, beschloss ich erst einmal ein paar Wochen an einem Ort zu bleiben und mich nach der langen Fahrt zu akklimatisieren.
Ich kam zur Ruhe, kam zu mir selbst, überlegte, sortierte all die gewonnenen Eindrücke, die vielen Ratschläge, die ich von Bekanntschaften auf meiner Reise gehört hatte und versuchte einen Plan zu machen.

Das Ziel ist gesund werden und die Trauer zu verarbeiten.

„Dazu bist du hergekommen. Die Zeit dafür hast du bekommen."

Das stimmt, denn ich bin mittlerweile ausgesteuert und kein Amt in Deutschland will irgendetwas von mir wissen.

„Du hast auf deiner Reise und durch deine neue Lebenseinstellung Menschen in dein Leben gezogen, die dir helfen werden."

Ja, auch das stimmt. Die meisten haben etwas mit Heilung auf unterschiedlichsten Ebenen zu tun. Die angebotene Hilfe werde ich dankend annehmen.
Aber ich mache mir Gedanken über die Zukunft.

„Zerbrich dir darüber nicht den Kopf. Du hast deine Pläne, sie werden aufgehen. Außerdem hast du schon viel Schlimmeres in deinem Leben gemeistert.

Ich finde zwar, dass das hier das Schlimmste ist, was ich bisher zu bewältigen habe, aber okay, dann konzentriere ich mich jetzt nur auf mich und mein neues Ziel.

Ich steckte mir mein neues Ziel und achtete dabei auf die Beweggründe, denn mir wurde klar, dass ‚Gesundwerden, um wieder Vollgas im Job zu geben' der falsche Grund war. Der neue Beweggrund war: ‚Gesundwerden, weil ich mich selbst liebe, mich schätze und ich es verdient habe, ein erfülltes, glückliches und gesundes Leben zu führen'.
So wie ich bisher all meine Ziele erreicht hatte, begann ich nun damit meine bisher größte Herausforderung anzugehen und das Ziel ‚Absolute Gesundheit' zu erreichen. Und das alleine!

Der Heilungsprozess

Ich versuchte mich daran zu erinnern, wann ich jemals den Zustand ‚Absolute Gesundheit' erlangt hatte.

Vor einigen Jahren, als ich ein scheinbar perfektes Leben hatte?

„Nein, da hast du schon an Gedächtnisschwierigkeiten gelitten und hast dich auf dem täglichen Weg von der Arbeit nach Hause verfahren."

Im Alter von 24 Jahren, als ich wieder die Schulbank drückte und glücklich war, nicht mehr auf dem Bau arbeiten zu müssen?

„Nein, zu der Zeit lagst du mit einem Tumor im Magen im Krankenhaus."

Damals, als ich mit 20 Jahren in eine fremde Stadt gezogen war und einen neuen Job anfing?

„Nein, da beherrschte dich die Einsamkeit, weil du in dieser Stadt keinen Anschluss gefunden hattest."

Als ich 16 war?

„Nein, auch da nicht. Da bist du aus deinem Elternhaus geflüchtet und fühltest dich unvorbereitet ins Leben geschmissen."

Wann denn dann? Wann war ich denn jemals absolut gesund? Als ich ein Kind war?

„Nein, auch da nicht. Du wurdest von einem

Ort zum anderen gezerrt, bist in einer Sekte aufgewachsen und wurdest deine ganze Kindheit über gezüchtigt und misshandelt. Auch da ging es dir nicht gut."

Ich ließ mein ganzes Leben Revue passieren und konnte auch beim besten Willen nicht erkennen, wann ich jemals so richtig glücklich und gesund war. Meine Erinnerungen reichen zurück bis zu meinem vierten Lebensjahr. Ab diesem Alter wurde ich regelmäßig von mir vertrauten und auch von fremden erwachsenen Menschen verprügelt.

Dass das Narben auf allen drei Ebenen hinterlässt ist ja logisch, aber was hat das mit meinem jetzigen Zustand zu tun?

„Verarbeite es!"

Habe ich doch schon längst! Es ist mir egal, was passiert ist.

„Nein, du hast noch gar nichts verarbeitet, sondern alles nur verdrängt. Verdrängt durch Arbeit, Alkohol, Partys Frauen und noch mehr Arbeit. Das hat mit Aufarbeitung oder gar Heilung überhaupt nichts zu tun!"

Während ich in meinem Wohnmobil an einem Strand in Griechenland lag und meinen lieben Kater streichelte, überlegte und überlegte ich. Ich wollte unbedingt wieder gesund werden, wusste aber noch nicht wie. Ich fing an zu meditieren und um Hilfe zu bitten und hörte immer mehr auf meine innere Stimme.

„Du warst schon mal gesund, wenn auch nur kurz. Erinnere dich daran wie du das geschafft hattest."

Ja tatsächlich. Ich war schon mal gesund und hatte den Heilungsweg niedergeschrieben.

Ich griff in meinen Schrank über dem Bett und holte die erste Version meines selbst geschriebenen Burnout-Buches heraus und las darin.

Um Gottes willen, was habe ich denn da alles erlebt? Keine Wunder, dass ich einen Burnout bekam. Und welche Wortwahl benutze ich denn da, wenn ich über meine Chefs und Kollegen schreibe? Kein Wunder, dass dieses Buch nicht veröffentlicht werden durfte.

Ich blätterte weiter und stieß immer wieder auf die drei Ebenen ‚Körper, Geist und Seele' und meine ‚sechs Schritte aus dem Burnout'. Ich zermarterte mir den Kopf, wie ich all diese Puzzleteile zu einem Bild der Heilung zusammenfügen konnte.

„Liebe."

Tja, meine beiden Lieben sind nicht mehr hier, also fällt das wichtigste Puzzleteil schon mal weg.

„Meditation."

Mache ich doch, aber ich bin immer noch krank, also wozu das Ganze?

„Vermeidung von Stress."

Ich habe keinen Stress, denn ich arbeite seit über zwei Jahren nicht mehr in einem Büro.

„Tägliche Rituale."

Hallo? Ich lebe in einem Wohnmobil und bin jede Woche an einem anderen Ort?

„Leichter Sport."

Mein ganzer Körper tut mir weh. Wenn ich eine halbe Stunde lang joggen gehe, liege ich danach tagelang gekrümmt vor Schmerzen im Bett.

All die Massagen, die ich mir gönnte, all die Therapien, die mich eine Menge Geld gekostet hatten, halfen wenn überhaupt nur ein paar Tage. Danach war alles wieder wie vorher. Schwindel, Kopfschmerzen, Rückenschmerzen und Muskelverspannungen im gesamten Körper, sodass ich mich kaum bewegen konnte.

Mittlerweile kam per digitaler Post ein Brief aus Deutschland, in dem offiziell stand, dass ich ‚leistungsunfähig' sei, weil ich weniger als drei Stunden pro Tag arbeitsfähig war. Also musste ich Frührente beantragen.

Hallo? Vor gut zwei Jahren war ich noch Manager und habe 80 Stunden pro Woche gearbeitet – und jetzt soll ich für den Rest meines Lebens Frührentner sein?

Aus Verzweiflung fing ich an mich an den Gedanken zu gewöhnen, für immer in einem Wohnmobil durch Europa zu Reisen und mich mit der mageren Frührente zu arrangieren.

„Willst du dich aufgeben?"

Ich weiß nicht mehr was ich machen soll, um gesund zu werden.

„Bitte um Hilfe und entscheide dich für ‚Absolute Gesundheit'!"

Wenn das mal so einfach wäre.

Aufgeben war allerdings noch nie meine Stärke. Diesmal aber ging es nicht darum, irgendwelche Projekte zu managen oder Prüfungen an der Uni zu bestehen, sondern um mich. Allein um MICH, meine Gesundheit, mein Leben und meine Zukunft, die ich auf keinen Fall vor mich hinsiechend verbringen wollte.

Also bat ich um Hilfe und entschied mich für ‚Absolute Gesundheit'!

Geist

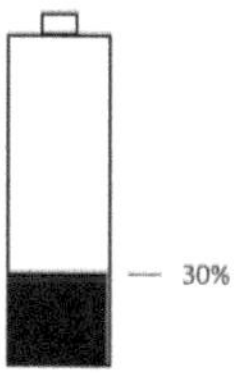

Aus unzähligen Büchern und Berichten, die ich las, aus vielen Ratschlägen, die ich bekam und aus vielen Videos, die ich ansah kristallisierte sich heraus, dass ‚Verstehen' den Geist heilt.

So einfach soll das sein?

„Ja, so einfach ist das."

Also nahm ich mir die Zeit und die Ruhe dafür, alle Situationen, die mir in den Sinn kamen zu verstehen und somit aufzuarbeiten. Ich verstand, dass ich arbeitssüchtig wurde, weil ich mich nach Lob und Anerkennung sehnte, was ich beides als Kind nie bekam. Ich verstand das Prinzip der Resonanz, also dass all das, was man ausstrahlt, auch wieder zurückkommt. Durch die viele Gewalt und Missgunst, die ich in jungen Jahren erleben musste, strahlte ich unterbewusst Verteidigung aus, was Kollegen und Chefs ‚angriffslustig' stimmte und ich deshalb gemobbt wurde. Auch, dass ich mich selbst nie gut behandelt hatte, sah ich endlich ein. All die Partys, die vielen Jobs und die Art wie ich Sport trieb – alles war immer extrem und tat mir nicht gut. Jede berufliche Entscheidung traf ich meist nur für das liebe Geld, weil ich als Kind schon von den ‚Tafeln' Essen bekam und ich bis zum 16. Lebensjahr von Sozialhilfe leben musste. Ich schwor mir damals, dass ich diese Armut weder mir, noch meinen Kindern, sofern ich mit welchen gesegnet werde, jemals antun werde. Ich verstand wie ich mich selbst in diese Situation manövrierte und nicht Firmen, Chefs, Kollegen oder sonst wer schuld an meiner Situation waren, sondern dass ich es selbst war, der die Weichen so gestellt hatte.

Wenn ich es war, der die Weichen in den Burnout gestellt hatte, kann auch ich die Weichen wieder so legen, dass ich gesund werde.

Ich dachte erneut daran, dass ich ja schon mal gesund war und mich der Tod meiner Liebsten wieder in ein tiefes Loch gerissen hatte und ich direkt, nachdem ich diese furchtbare Nachricht von den beiden Beamten erhielt, körperliche Symptome bekam.

Ich war zutiefst traurig und erschüttert und sofort bekam ich ein Stechen im Nacken, Schwindel, Kopf- und Rückenschmerzen, sodass ich mich nicht mehr bewegen konnte. Also haben meine körperlichen Symptome auf jeden Fall auch eine nichtkörperliche Ursache.

Ich überlegte, was außer dem Verlust von meiner Freundin und ihrer Tochter noch so drastisch war.

Der Verlust meines Heims, meiner Einrichtung und eigentlich allem, was ich besaß.

Ich erinnerte mich an die Kindheit und Jugend zurück und überlegte, wann die Rückenschmerzen anfingen. Es war im Alter von 16 Jahren, als die chronischen Rückenschmerzen und die Müdigkeit auftraten.

Was war damals passiert?

„Du hast deine Mutter verlassen."

Ja, weil ich es dort nicht mehr aushielt.

„Du hast deinen Vater kennengelernt, der dich nach drei Monaten verlassen hat und nie wieder zurückkam."

Oh, klingt schlimm.

„Das ist es auch, spiel es nicht herunter."

Es war das bekannte Phänomen, dass man die Dinge nicht erkennt, wenn man in der Situation steckt. Jetzt, nach vielen Jahren und Abstand von der deutschen Hektik erkannte ich den Zusammenhang des Verlustes von vertrauten Menschen und dass ich mit nur 16 Jahren ganz alleine dastand, ohne wohlwollende Unterstützung. Und nun, als ich meine eigene kleine Familie hatte und nach kurzer Zeit wieder verlor, brachen alte Wunden auf. Ich verstand auch, dass ich schon längst keinen Burnout mehr hatte, denn ich hatte ja so gut wie keinen Stress mehr. Nein, was ich stattdessen hatte, war eine ‚posttraumatische Belastungsstörung' durch den Verlust. Die Symptome waren so ähnlich, dass sowohl mein Arzt, als auch ich selbst noch dachte, dass ich einen Burnout hatte.

Auch verstand ich, dass das ganze Leben eine einzige Entwicklung ist und manche Menschen aus höheren Gründen viele Erfahrungen sammeln müssen und andere davon verschont bleiben. Ich hörte auf, all diese bitteren Erfahrungen zu verfluchen, sondern sie als Segen zu betrachten, denn ohne diese Erfahrungen wäre ich heute nicht da, wo ich jetzt bin. Ohne die schwere Kindheit und Jugend wäre ich niemals zum Kämpfer geworden. Hätte ich keine handwerkliche Ausbildung gemacht, wäre ich wohl als Ingenieur nicht so erfolgreich geworden. Hätte ich den Master nicht nebenberuflich gemacht, wäre ‚Mein Bauherrenhandbuch' niemals entstanden. Hätte ich keinen Burnout bekommen, säße ich heute immer noch im Büro eines Konzerns und wäre nur eine Nummer. Und durch den Verlust von Mia und Nanja habe ich jetzt die Möglichkeit bekommen, alles aufzuarbeiten, aufzulösen und absolute Gesundheit zu erlangen.
In meinem Leben war es bisher immer so, dass schwierige Situationen durch noch schwierige Herausforderungen zu meistern waren. Ich erinnerte mich zurück, wie verzweifelt ich oft in so manch ausweglosen erscheinenden Situationen war, es aber dennoch herausgeschafft habe. Auch wenn es hart war, es kam immer ein Segen dabei heraus. Und ich war zuversichtlich, dass ich auch diese Situation,

diese Krankheit, mit all den unterschiedlichen Symptomen und verschiedenen Ursachen heilen konnte.

Nachdem ich alles verstand, wurde mein Geist, mein Verstand, meine Psyche klarer als je zuvor.

Seele

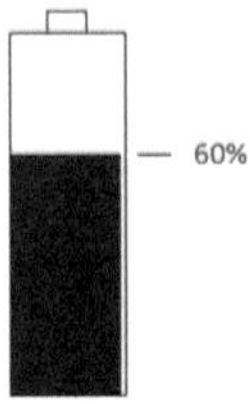

Den Geist zu heilen, war für mich ein Leichtes, weil ich bisher ein ‚Kopfmensch' war und eh den ganzen Tag mit Nachdenken verbrachte. Also konnte ich auch meine mir geschenkte Zeit dafür nutzen, um alles zu verstehen, was geschehen war.

Zeit habe ich immer noch, aber wie heile ich denn jetzt meine Seele und was ist denn meine Seele überhaupt?

„Dein Wesen, das was du fühlst und was dich ausmacht."

Okay, und wie heile ich mich nun?

„Nimm all die Situationen, die du mit deinem Geist verstanden hast und fühle dich nochmals hinein. Vergebe allen Menschen, die in dein Leben traten, denn sie können nichts dafür. Und vergebe dir selbst, das ist sehr wichtig!"

Diese Aufgabe war für mich die schwierigste, denn bisher ernährte ich mich von Hass. Der Hass gegenüber alldenjenigen, die mir in meinem gesamten Leben etwas Schlechtes angetan hatten. Exfreundinnen, die eigene Familie, manche Kollegen, einige Chefs und fremde Menschen, die mich auf die Intensivstation geprügelt hatten. Dieser Hass schwel-

te in mir, ließ mich zur Höchstform auflaufen und beflügelte mich.
Und den soll ich jetzt aufgeben? Und soll allen Menschen vergeben, die mir was Böses wollten? Ich nehme damit meinem Motor den Treibstoff.

„Ja!“

Was ja?

„Ja, vergib ihnen und vergib dir selbst!“
Ich wehrte mich dagegen, denn das erschien mir nicht logisch. Es musste doch noch einen anderen Weg geben. Aber auch nach Monaten des Ausprobierens, was mich denn sonst noch so gesund machen könnte, stieß ich wieder und wieder auf Selbstheilung und Vergebung.

Also gut.

Widerwillig kniete ich auf meiner Yogamatte und vergab allen auf einmal und war mir sicher, dass es nichts half. Nach ein paar Minuten stand ich auf.
Bin ja immer noch krank. Habe ja gewusst, dass das nichts hilft.

„Weil du es nicht geglaubt hast. Weil du den Menschen nur in Gedanken vergeben hast. Du musst es mit jeder Zelle deines Körpers wollen und glauben!“

Ja klar!

In Gedanken sang ich das Lied:
Jede Zelle meines Körpers ist glücklich …

und kam mir lächerlich vor. Aber irgendwie hat es mich für ein paar Minuten glücklich gemacht.
Es brauchte weitere Wochen und Monate, viele Menschen, die in mein Leben traten und auf irgendeine Art und Weise mit ‚Heilung' zu tun hatten und deren Überzeugungskünste. Am Ende überwand ich meinen inneren Schweinehund, denn schließlich entschied ich mich ja für ‚absolute Gesundheit', und dafür wollte ich auch alles tun. Und nun war halt mein Seelenheil, woran ich jahrzehntelang nicht geglaubt hatte, an der Reihe.
Also gut, nächster Versuch.

Ich zündete mir Kerzen an, hörte Klangschalenmusik, kniete mich erneut auf die Yogamatte und fing an. Ich begann im Kindesalter und arbeitete mich chronologisch bis ins Hier und Jetzt vor, vergab allen Personen, die mir in meinem Leben begegnet waren aus tiefstem Herzen und mit jeder Zelle meines Körpers für das, was sie mir angetan hatten.

Dabei entstand aus dem Hass – Dankbarkeit.
Denn wie mein Geist schon erkannte, musste ich ja dankbar sein für all das, was geschehen war, denn sonst wäre ich heute kein Ingenieur und meine Bücher nie geschrieben worden. Und auch wenn es schwer fiel, vergab ich meinen Liebsten, denn der Verlust von Mia und Nanja schmerzte. Aber ich

konnte ja nicht mein ganzes Leben lang mit Trauer und Zorn leben. Also vergab ich auch ihnen, weil sie mich verlassen hatten und verarbeitete somit den Verlust.

Die Liebe, die mir die beiden gegeben haben, fehlt aber immer noch!

„Liebe dich selbst!"

Was denn noch alles? Ich will gesund sein und nicht so komisches Zeug auf der Yogamatte machen! Die Kerzen sind auch schon wieder erloschen.

Es war tatsächlich zu einem großen Teil die Liebe von Mia und Nanja, die mich aus dem Burnout geholt hatte und die nun zur weiteren Heilung des PTBS fehlte. Also musste ich mir anders behelfen. Ich brauchte mehrere Sitzungen auf meiner Yogamatte für mein Vorhaben und bekam Unterstützung durch spirituelle Menschen, die mir geschickt wurden.

Komisch. Früher habe ich zum Großteil falsche und aggressive Menschen in mein Leben gezogen und jetzt begegnen mir so unglaublich viele wohlwollende Menschen, die alle von Liebe reden.

Ich stieß auf Reiki, auf Energiearbeit, ich meditierte, machte Yoga, ich genoss, ich ging in die Natur, machte Fernheilung, ich betete, ich vergab, ich arbeitete mit dem Inneren Kind, ich kam bei mir an, nicht ‚im Außen', sondern ‚im Inneren'.

Und auch vergab ich mir selbst, dass ich mir all das angetan hatte. Der Weg zur Selbstliebe und Selbstannahme war geebnet. Es dauerte eine Weile – aber es half. Keine Trauer und keinen Hass mehr – nur noch Liebe und Zufriedenheit herrschten in mir. Ich lernte das Leben zu genießen. Mein Leben im Wohnmobil war nun keine Notsituation mehr, sondern eine tolle Reise, die ich in vollen Zügen genießen konnte.

Körper

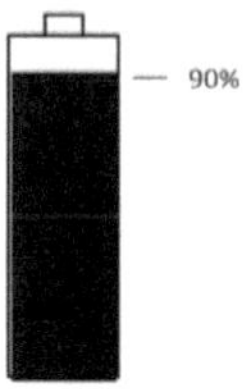

Mein Geist und meine Seele waren geheilt, also wartete ich ein paar Wochen, um zu sehen, was mit meinem Körper passierte. Denn schließlich hatte mir meine verletzte Seele durch körperliche Symptome gezeigt, dass ich als ‚Workaholic' nicht weiterleben konnte. Also musste ja der Körper logischerweise automatisch heilen, wenn die Seele gesund ist.

Ich war zufrieden mit meiner Reise und glücklich – einfach so. Aber mein Körper hatte all die Symptome wie vorher, was für mich unlogisch war. Ich wurde wütend, denn ich wusste nicht mehr was ich noch alles machen sollte, um endlich gesund zu werden.

Ich meditierte und bat erneut um Hilfe. Bereits am nächsten Tag begegnete ich Deutschen in Griechenland, die mir aufzeigten, dass ich an Nährstoffmangel litt. Also ging ich mit neuer Hoffnung in die nächste Apotheke, kaufte mir tütenweise Nahrungsergänzungsmittel und schmiss sie mir ein. Ich fühlte mich eine Weile lang gut, bis ich im Internet las, dass Nährstoffe durch Zusatzpräparate vom Körper fast gar nicht aufgenommen werden können. Hin- und hergerissen durch unterschiedli-

che Aussagen von Ärzten, Bekannten, Heilpraktikern, Betroffenen und dem lieben Internet, stand ich wieder ratlos da, denn die Nahrungsergänzungsmittel halfen plötzlich auch nichts mehr.
Als ich eines Morgens am Strand von Thessaloniki spazieren ging, fühlte sich mein Körper an, als würde er bis zur Hüfte im Schnee stecken. Ich kam nur schwer vorwärts, fühlte mich wie ein 90-Jähriger und war am Verzweifeln.

Woran liegt denn das? Was ist denn nur los mit meinem Körper? Warum funktioniert er nicht mehr?

„Überleg mal, was du gefrühstückt hast!"

Warum? Was hat das denn damit zu tun?

„Überleg!"

Widerwillig überlegte ich, obwohl ich den Sinn dahinter nicht verstand.

Ein Müsli, wie so oft.

„Überleg mal, was du zu dir genommen hast, als du vor ein paar Jahren mit einem Freund wandern warst und den Berg nur mit größter Mühe bezwungen hast.

Einen Eiweißhake. Und jetzt?

„Überleg weiter, du kommst schon drauf."

Ich ging in Gedanken viele Situationen durch, in denen meine Muskeln nicht so funktionierten, wie sie sollten und kam schließlich auf den gemeinsamen Nenner: Es war das Milchprotein in der

Kuhmilch, das meine Muskeln blockierte. Also beschloss ich, radikal auf alle Milchprodukte zu verzichten und merkte nach ein paar Tagen schon eine deutliche Verbesserung.
Das war der Anlass, um alle Lebensmittel, die ich seitdem zu mir nahm, zu hinterfragen. Ich analysierte wieder und wieder. Ich recherchierte im Internet und fragte Gleichgesinnte, bis mir einige Lichter aufgingen.
Zigaretten und Alkohol ließ ich schon ganz weg. Zwischendrin probierte ich immer mal wieder ein Glas, aber ich vertrug es einfach gar nicht mehr, deshalb strich ich diese beiden Drogen komplett.
Auf Kaffee zu verzichten versuchte ich bereits, aber hielt diese unendlich starken Kopfschmerzen nicht mehr aus, sodass ich nach sieben Tagen wieder eine Tasse trank und die Kopfschmerzen auf einen Schlag weg waren.

„Der Geist muss stärker sein als der Körper!“

Ja klar, und jetzt denke ich mir die Kopfschmerzen einfach weg, oder was?

„Versuche es nochmal!“

Mein starker Wille und mein sehnlichster Wunsch nach ‚absoluter Gesundheit‘ ließen mich einen weiteren Versuch starten. Diesmal ersetzte ich den Kaffee durch Schwarztee, ergänzte ihn mit Guarana Pulver und trickste mich somit selbst aus. Die

Kopfschmerzen blieben aus, aber dennoch nahm ich ja Koffein zu mir. Nach ein paar Wochen setzte ich dann auch diese Koffeinzufuhr ab und ertrug 12 Tage extreme (!) Kopfschmerzen.
Mittlerweile war ich so hochsensibel geworden, dass ich nur durch Selbsterfahrung erkannte, dass diese Kopfschmerzen Entzugserscheinungen waren und dass das Koffein, das ich jahrelang zu mir nahm, die Adrenalinproduktion im Körper steigerte und somit die chronischen Kopfschmerzen unterdrückte. Denn Adrenalin ist ein Schmerzmittel!
Ich habe also jahrelang Schmerzen gehabt und immer durch Koffein betäubt?
„Ja, hast du!"
So ging mir ein Licht nach dem anderen auf und mittlerweile verzichte ich komplett bzw. größtenteils auf:

- Alkohol
- Zigaretten
- Koffein
- Milchprodukte
- Weizen
- Zucker und
- Industriefleisch

Es war eine extreme Umstellung für mich, morgens das Müsli durch Karotten, Paprika und Gurken zu ersetzen. Doch mein Durchhaltevermögen zahlte sich aus, denn es ging mir deutlich besser. Zumindest was meine Energie anbelangte und für eine gewisse Zeit, denn zwischendurch bekam ich wieder Schwächeanfälle und wurde zornig. Obwohl ich seit über einem Jahr niemanden mehr beleidigte und beschimpfte, fing ich während der Fahrt im Wohnmobil an, die anderen Verkehrsteilnehmer zu verfluchen. Und komischerweise tat es mir gut. Also fluchte ich fröhlich vor mich hin und erhöhte so unbewusst durch Zorn meinen Adrenalinspiegel. Dieser Lösungsansatz allerdings hielt nur ein paar Tage, danach fiel ich in ein Loch zurück, denn Zorn ist wie das Trinken von Alkohol. Es befriedigt nur kurz – die Quittung bekommen wir direkt im Anschluss und chronische Schäden folgen nach längerem Konsum.

Nach einigen weiteren Wochen spürte ich wieder in mich hinein und merkte, dass sowohl die Kopfschmerzen durch den Koffeinentzug, als auch die chronischen Kopfschmerzen verschwunden waren. Ich hinterfragte erneut, woher denn überhaupt die chronischen Kopfschmerzen stammen und kam zu dem Ergebnis, dass dies ‚Entspannungskopfschmerzen' durch fehlenden Stress waren. Und da ich 20 Jahre lang extremem Stress ausgesetzt war,

brauchte mein Körper etwas länger, um sich an einen entspannten Zustand zu gewöhnen.
Okay, Kopfschmerzen weg. Muskelschwäche weg. Was aber ist mit meinen chronischen Rückenschmerzen und dem Schwindel?

„Sei dankbar!“

Für was soll ich denn dankbar sein? Ich habe Schmerzen, dass ich kaum sitzen kann und Schwindel, dass ich mich festhalten muss.

„Sei dankbar!“

Hallo? Du wiederholst dich!

„Blicke doch mal zurück und sieh, wie es dir vor Monaten und Jahren noch ging. Du hast einen wahnsinnigen Entwicklungssprung gemacht. Sei dankbar, dass du keine chronischen Kopfschmerzen mehr hast, oder an noch schlimmeren Krankheiten leidest. Sei dankbar für deine Situation!“

Sei dankbar! Sei dankbar! Grrr …!

Ich blickte tatsächlich einige Monate und wenige Jahre zurück und erinnerte mich, wie schlecht es mir zu Beginn des Burnouts ging, wie ich mich wochenlang zu Hause hinter dunklen Vorhängen verkroch. Wie ich vor Jahren noch täglich vor Zorn eine Stunde in meinen Boxsack eindrosch. Und wie ich jahrelang übertrieben viele Überstunden machte und alles für meine Jobs opferte.

Ja, mir geht es besser als je zuvor.

Ich verspürte tatsächlich Dankbarkeit für meine Situation, denn die ermöglicht es mir den Winter auf Kreta zu verbringen und mich dem Schreiben widmen zu können. Ich genoss jede Minute, die ich schreibend mit Blick auf das Meer verbringen durfte und empfand es als Segen!

„Schwindel ist Angst vor der Zukunft, Rückenschmerzen sind ein Mangel an Selbstwert und deine Muskulatur hat ein negatives Programm gespeichert!“

Was?

„Schwindel ist Angst vor der …!“

Ja, habe ich verstanden, aber wieso kommt die Antwort jetzt? Und was soll das schon wieder bedeuten?

„Weil du soweit bist!“

Ich habe aber keine Angst mehr vor der Zukunft, und meinem Selbstwert geht es auch gut.

„Ja, das stimmt, aber deinem Unterbewusstsein hat das noch niemand gesagt!“

Du sprichst in Rätseln. Und was soll das mit dem negativen Programm und meinem Rücken zu tun haben?

Ich erkannte schließlich, dass alles, was man im Leben erfährt im Körper gespeichert wird. Wirklich alles! Egal ob:

- Beleidigungen
- Körperliche Gewalt
- Mobbing

- Sportverletzungen
- Stress
- Schnittwunden
- Schlafmangel
- Traumata
- Verluste
- Ängste u.v.m.

Alles wird im Körper gespeichert und äußert sich durch Krankheiten, wenn es zu viel wird!
Mir erging es im Alter von 16 Jahren während meiner Ausbildung sehr schlecht, denn zum Beispiel wurde ich von Handwerkern geohrfeigt, wenn ich etwas falsch machte. Also wurde ich oft krank und blieb zu Hause. Dieses Programm hatte mein Körper, insbesondere mein Magen und mein Rücken gespeichert. Nur war ich in meinem späteren Berufsleben so von Geld besessen, dass ich nicht mehr auf meinen Körper hörte und sowohl mit einem Tumor im Magen, als auch mit gebrochenen Rippen zur Arbeit ging.

Aber wie bekomme ich denn nun konkret meine Rückenschmerzen und den Schwindel weg? Ich gehe jede Woche zur Massage und zu Heilpraktikern, aber nichts hilft dauerhaft!

„Arbeite mit deinem Unterbewusstsein! Der Geist muss stärker sein als der Körper!“

Ja, habe ich auch schon mal gehört.

„Dann handle! Wissen allein macht dich nicht gesund!"

Tatsächlich halfen körperliche Anwendungen, egal wie gut sie waren, immer nur temporär und nie länger als eine Woche. Und da mein Körper sowohl durch Unfälle, als auch – oder besser vor allem – durch psychische und seelische Belastungen krank wurde, entschied ich mich dafür, es auf eine andere Art zu versuchen.

Ich meditierte wieder und wieder. Ich kommunizierte immer wieder mit meinem Unterbewusstsein und erklärte ihm, dass alles in Ordnung sei und die Zukunft wunderbar wird. Kein Überforderungsstress mehr und keine unmenschlich vielen Überstunden. Ich versprach mir selbst in Zukunft auf mich zu achten und meinen neuen gesunden Lebensstil beizubehalten, mich zu schätzen und zu lieben. Meinen Körper mit guter Nahrung und genussvollen Massagen zu verwöhnen und meiner Seele, mit guten Menschen um mich herum und Genuss des Lebens, etwas Gutes zu tun.

Und tatsächlich, ich löste die negativen Programme in meinem Unterbewusstsein auf!

Die finale Heilung konnte beginnen!

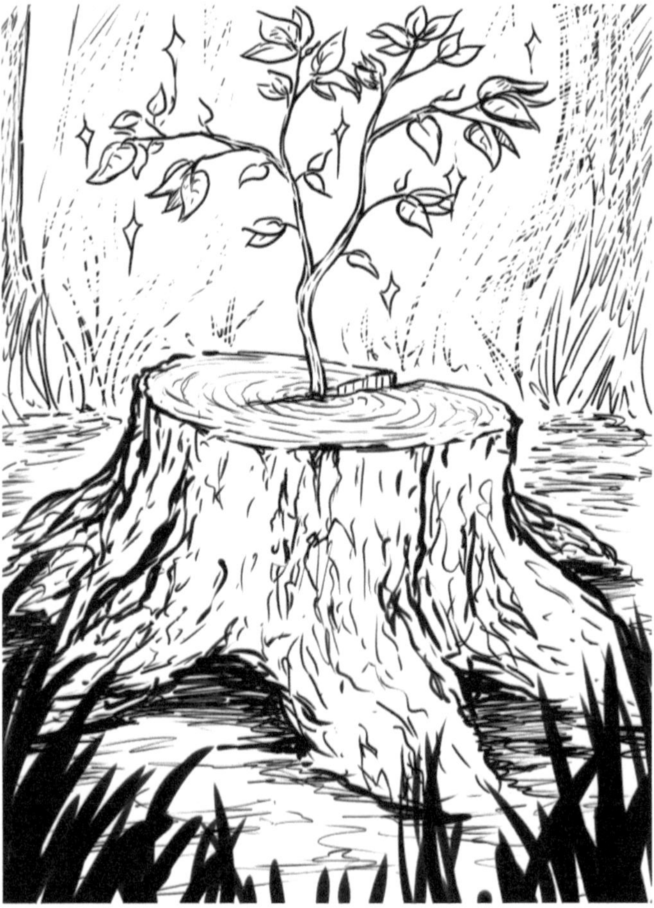

Geben Sie die Hoffnung nicht auf!

Falls Sie noch arbeiten sollten …

… und Sie öfter krank sind, einen Tinnitus haben, oder einfach mehr Schlaf brauchen als früher (nicht als andere), sind das die ersten Anzeichen ihres Körpers, dass er mehr Ruhe benötigt.

Klar können Sie sich mit Schmerzmitteln und anderen Substanzen zuballern, sich in die Arbeit schleifen, den Tinnitus mit Musik überdecken und den fehlenden Schlaf durch mehr Koffeinkonsum ausgleichen.

Aber was soll das bringen?

Damit tun Sie sich nichts Gutes, sondern Ihrer Firma oder Ihren Mitmenschen, die Sie fit sehen wollen, weil sie Sie brauchen.

Achten Sie auf sich, gönnen Sie sich täglich Ihre Pausen und überstrapazieren Sie sich nicht, denn das rächt sich – ob nach einem Jahr der Überforderung oder nach 20.

Glauben Sie mir, es wird sich rächen.!!!

Wenn Sie bereits krank sind …

… verzweifeln Sie nicht, sondern nehmen Sie die Krankheit an. Egal ob Sie einen Burnout, eine posttraumatische Belastungsstörung, Depressionen, chronische Rückenschmerzen, Immunschwäche oder sonst eine Krankheit haben. Ihre Seele möchte Ihnen durch körperliche Symptome etwas sagen und darauf sollten Sie lernen zu hören.

Anhand meiner Erfahrungen kann ich Ihnen sagen, dass es nichts hilft, sich gegen Krankheiten zu wehren. Sobald es ‚klick macht' und Sie erkrankt sind, geht es erstmal steil bergab und das können und sollten Sie auch nicht aufhalten. Wenn Sie es so, oder so ähnlich übertrieben haben wie ich, sind Sie erschöpft und dagegen helfen keine antreibenden Worte, keine Antidepressiva und auch kein Bootcamp, das Sie wieder putscht. Dagegen hilft erstmal nur Ruhe!

Also nochmal: Nehmen Sie die Krankheit an und gewöhnen Sie sich an den Gedanken, dass Ihre Heilung viele Monate oder, wie bei mir, Jahre dauern kann. Ich habe meine Krankheit zunächst ignoriert, nicht wahrhaben wollen und lange nicht angenommen, sondern mich dagegen gewehrt, denn ich wollte einfach wieder gesund sein. Einfach wieder ‚ganz normal' Vollgas im Job geben. Aber so funktioniert das nun mal nicht.

Erst wenn Sie die Talsohle erreicht und diese durchlebt haben – erst dann kann die Heilung beginnen. Versuchen Sie, sobald Sie krankgeschrieben und zuhause sind, jeden Moment zu genießen. Auch wenn Sie vor Schmerzen kaum sitzen, wenn Sie nachts nicht mehr schlafen können, nur an die Arbeit denken und keine Ruhe finden. Jede Minute Spaß und Freude ist besser als gar kein Genuss. Auch wenn Sie den ganzen Tag vor sich hinsiechend verbringen und glauben, Sie werden nie wieder Leistung bringen könne, denken Sie daran: ‚Ein kaputter Wecker geht zumindest zwei Mal am Tag für jeweils eine Minute richtig'.

Auch wenn es unlogisch klingt, aber freuen Sie sich, dass Sie im Moment nicht mehr arbeiten können. Sehen Sie diese Situation als Chance an! Und auch wenn Sie verzweifelt sind und keinen Ausweg sehen, wenn Sie Depressionen haben und sterben wollen. Glauben Sie mir, es gibt einen Ausweg. Er ist da, auch wenn Sie ihn noch nicht sehen können. Er ist da! Also sterben Sie nicht, das darf nicht die Lösung sein!

Nutzen Sie Ihre persönliche Talsohle und analysieren Sie mal anhand der fünf Säulen Ihr bisheriges Leben.

Haben Sie …

… viele Affären, die Ihnen vorübergehend Trost verschaffen, oder die wahre Liebe gefunden?

… wahre Freunde oder jede Menge oberflächliche Bekanntschaften, die Sie nicht weiterbringen?

… eine wohlwollende Familie, die Ihnen guttut, oder eine, die Ihnen nur schadet?

… Hobbys, die Sie leidenschaftlich und ohne Stress betreiben, oder welche, die Sie nur ausüben, weil andere dies von Ihnen verlangen?

… einen Job, der Sie erfüllt und Ihren Fähigkeiten entspricht, oder einen, den Sie nur des Geldes wegen machen?

Sind diese Säulen auf Sand gebaut, oder auf einem Fundament, das wirklich stabil ist?

Schreiben Sie auf, was tatsächlich in Ihrem Leben präsent ist und Sie werden erkennen, welche Stellschrauben Sie drehen müssen, um Ihr Leben zu verbessern.
Entwickeln Sie Selbstfürsorge und Selbstliebe, denn das sollte die Basis in Ihrem Leben sein. Meine

mangelnde Selbstliebe brachte mich dazu, mich für alles und jeden immer aufzuopfern. ‚Nein sagen' kam nicht in Frage. Wann immer es eine Möglichkeit gab, um mehr Geld zu verdienen, rannte ich los, ohne auf mich und meine Bedürfnisse zu achten.

Nutzen Sie die Zeit, die Sie nun haben, um anhand dieses Buches und meines Weges aus der totalen Erschöpfung herauszukommen. Finden Sie heraus, was Ihnen guttut und machen Sie am besten nur das. Wenn Sie auch Ihren Lieblingssport nicht mehr ausüben können, begnügen Sie sich mit leichteren Gymnastikübungen oder gehen Sie einfach nur spazieren. Übertreiben Sie nichts mehr, aber geben Sie sich auf keinen Fall auf, denn Sie werden wieder gesund und das Leben hat so viel mehr zu bieten als nur Arbeit und Stress. Glauben Sie an eine bessere Zukunft und Sie wird eintreten!

Wenn Sie am Boden liegen, hilft es nichts, wenn jemand Sie anfeuert und Sie auffordert, wieder Gas zu geben. Auch wenn Sie selbst derjenige sind, der Ihnen in den Hintern treten will – jetzt ist nicht der richtige Zeitpunkt dafür. Nein, jetzt ist die Zeit, um sich die Hand reichen zu lassen. Nehmen Sie wohlwollende und sanfte Hilfe an und geißeln Sie sich nicht. Sie haben in Ihren Leben zu viel Gas gegeben, sonst wären Sie nicht in diesem Zustand. Jetzt ist die Zeit für eine lange Pause, Erholung und Genuss gekommen. Also haben Sie kein schlechtes Gewissen, weil Sie nun krank zu Hause sind und der Gesellschaft nicht nutzen. Finden Sie heraus, wie Sie Ihre Batterien wieder aufladen können. Ist es die Gesellschaft Ihrer eigenen Familie, oder das Angeln allein in der Natur? Ist es das Schreiben eines Buches, oder ein Kinobesuch mit den Freunden? Gönnen Sie sich jetzt all das, wovon Sie sonst geträumt haben und es aus Zeitgründen nie machen konnten, denn jetzt haben Sie die Zeit.

Ich beispielsweise habe seit Jahren davon geträumt Schriftsteller zu werden und zu reisen, hatte aber die zeitlichen Möglichkeiten bzw. den Mut dafür nicht. Die Krankheit war ein Segen für mich, denn nun reise ich mit meinem Wohnmobil und meinem Floki durch ganz Europa und schreibe an den schönsten Orten meine Bücher. Dabei lernte ich immer wieder Menschen kennen, die mich ein Stückchen weiter brachten in meinem Heilungsprozess und lernte mich selbst immer besser kennen. Lernte mich zu lieben und meinem Körper, meinem Geist und meiner Seele nur das Beste zu geben.

Auch erkannte ich für mich, dass Selbstliebe die beste Basis aller Säulen war und sie nun dafür sorgen wird, dass ein totaler Zusammenbruch, wie ich ihn erleben musste, nie wieder geschehen wird.

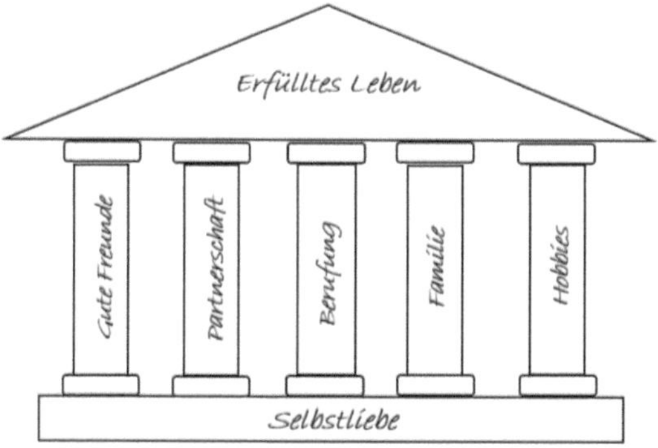

Meine Krankheitsphase war keine verschwendete Zeit, denn ich reifte zu einem anderen Menschen heran – einer besseren Version von mir selbst! Auch beruflich änderte sich für mich einiges zum Besten, wofür ich sehr dankbar bin.

Auch Sie können, nein Sie werden es aus der Krankheit herausschaffen. Entscheiden Sie sich, nachdem Sie Ihre persönliche Talsohle passiert haben für ‚absolute Gesundheit' und achten Sie auf die Beweggründe. Denn wenn Sie nur gesund werden wollen, um in Ihr altes Fahrwasser zu springen, wird es nicht oder nicht dauerhaft von Erfolg gekrönt sein.

Streichen Sie das Wort ‚muss' aus Ihrem Leben, denn Sie müssen gar nichts!
Reinigen Sie sich von allem Negativen und wenn es bedeutet, dass Sie Personen aus Ihrem Leben streichen müssen. Sie brauchen keine gehässigen und falschen Menschen in Ihrem Leben. Umgeben Sie sich mit guten glücklichen Menschen und Sie werden Veränderungen feststellen.
Entfernen Sie alle nichtkörperlichen Süchte und Zwänge aus Ihrem Leben, denn auch zwanghaftes ‚Freundetreffen' oder ‚stundenlanges Telefonieren' kann eine Sucht oder ein Zwang sein, der über etwas in Ihrem Inneren hinwegzutäuschen versucht.
Entfernen Sie alle körperlichen Suchtmittel wie: Drogen, Alkohol, Koffein oder Tabletten.
Entgiften Sie Ihren Körper – egal wie hart es sein wird. Und glauben Sie mir: Es wird hart, aber es lohnt sich!

Bleiben Sie am Ball, bis Sie die Lösung für Ihre Heilung gefunden haben. Geben Sie nicht auf – machen Sie weiter, bis Sie vollständig gesund sind. Befreien Sie sich von allem was Ihnen nicht guttut und füllen Sie sich wieder mit neuer Energie, mit gesunden Lebensmitteln, mit Zuversicht, Selbstwert, Mut, Selbstbewusstsein, Hoffnung und Selbstliebe auf.

Fangen Sie wieder an zu leben!

Ihr Christoph Polder

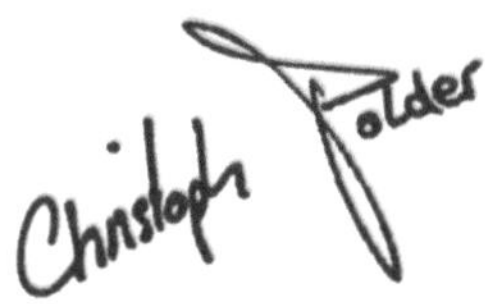

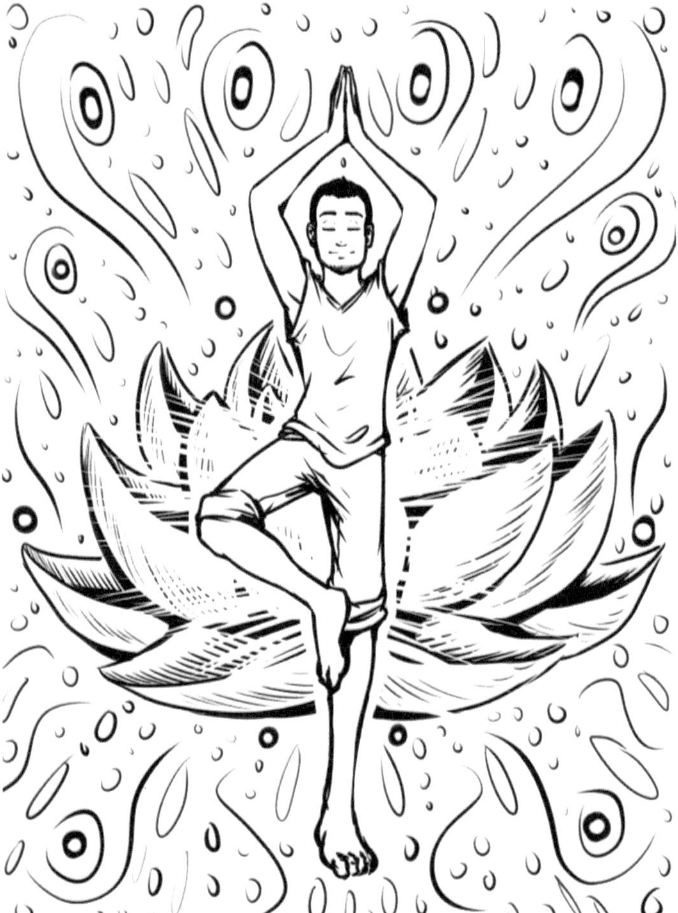

Positive Affirmationen

Auch wenn Sie nicht spirituell sind, möchte ich Sie dennoch mit ein paar Worten davon überzeugen, dass positive Affirmation wie die folgenden helfen können. Denn wenn man sich von Chefs, Kollegen, falschen Freunden oder Neidern einreden lassen kann, dass man wertlos, unfähig, dumm oder zu nichts zu gebrauchen wäre, dann kann man sich auch positive Dinge ‚einreden'.

Da es mir zu einem gewissen Prozentsatz bei meiner Selbstheilung geholfen hat, diese Affirmationen laut vorzulesen, möchte ich u.s. Affirmationen von Ambika Wauters gerne mit Ihnen teilen.

Sie können sich auch eigene, auf Sie zugeschnittene Affirmationen schreiben und von einem geliebten Menschen auf Band sprechen lassen. So können Sie, wann immer Sie positive Energie tanken möchten, dieses Band anhören.

Wurzelchakra

Das erste Energiezentrum ist das Wurzelchakra. In seinem unbewussten Zustand ist das Wurzelchakra Träger von Einstellungen und Vorurteilen, die von Familie, Kirche und Kultur gebildet wurden. Wenn diese Blockaden durchbrochen werden, wird mehr Energie für das Leben unserer Wahl freigesetzt.

Affirmationen für das Wurzelchakra

Ich lebe aus meiner Integrität heraus.
Ich liebe aus meinem Herzen heraus. Ich bin mit dem Leben in all seiner Pracht verbunden.
Ich weiss wer ich bin und treffe meine Entscheidungen auf der Grundlage dessen, was gut für mich ist.
Ich bekräftige mein Recht auf das Leben, das ich wähle.
Ich bekräftige mein Recht darauf, dass ich Teil von etwas bin, das grösser ist als ich.
Ich weiss, dass ich wirklich gut bin.
Ich lebe aus den Tiefen meiner Seele heraus, die sich danach sehnt, sich in der Welt auszudrücken.
Ich bekenne mich zu Gerechtigkeit, Wahrheit und Liebe.
Ich werde bei allen meinen Entscheidungen im Leben, um Gutes zu tun und das Licht der Liebe zu teilen, unterstützt.
Mein Körper hilft mir, bei einem kreativen und glücklichen Leben.
Ich öffne mich für die Seele des Lebens, die mich über meine ursprünglichen Grenzen in einen höheren, kreativeren Raum hinausträgt.
Ich bin dankbar für alle Möglichkeiten zum Wachstum, die sich ergeben.
Ich bin dankbar für die Herausforderungen, die mich gelehrt haben, wer ich bin.
Ich liebe das Leben.

Sakralchakra

Das nächste Chakra ist das Sakralchakra. Es verweist auf unsere Fähigkeit, unsere körperliche Anwesenheit zu pflegen und Spaß, Gesundheit und Freude zu finden.

Affirmationen für das Sakralchakra

Ich liebe mein Leben.
Ich achte meinen Körper und behandle mich mit Respekt.
Ich spüre die Bewegung der Heilkräfte in meinem Körper, während ich meinen Eigenwert bekräftige und meinen Körper achte.
Ich vertraue meinen Gefühlen und gebe mir reichlich Platz mich auszudrücken.
Ich erleichtere meinen Körper jedes Mal, wenn ich mich gut fühle.
Ich bin ein Wesen des Lichts; ich bin offen für meinen grössten Genuss.
Ich bin dankbar für die Freude, die ich spüre, weil ich Ich bin.
Ich empfange mit jedem Atemzug Freude und Fülle.
Güte, Schönheit und Freude stimmen mit meiner Seele überein.
Ich bin eins mit Ihnen.
Heilung erfahre ich jedes Mal, wenn ich ruhe, mich entspanne und geniesse.
Mein Körper reagiert auf Gedanken über reine Liebe und Güte.
Ich heile jeden Zustand, der mich beeinflusst, indem ich weiss, dass mein Körper Ausgeglichenheit und Regenerierung sucht.
Ich fördere meine Abwehrkräfte, in dem ich weiss, dass Gott in mir und durch mich wirkt.
Jedes Mal, wenn ich meinen Gegenwert bekräftige und meine Entscheidungen für die Liebe achte, fördere ich Heilung. Ich liebe es zu sein, wer ich bin, genauso wie ich es bin.
An mir gibt es nichts zu ändern. Weil ich mich respektiere und liebe, heile ich von selbst.

Nabelchakra

Das dritte Energiezentrum ist das Nabelchakra. Dieses Zentrum ist mit Selbstwertgefühl, Vertrauen und Entscheidungsfreiheit verbunden, Grundeigenschaft bei unseren Beziehungen mit anderen und der Welt um uns. Wir haben alle Recht auf ein starkes und gesundes Selbstwertgefühl und auf unser eigenes Leben.

Affirmationen für das Nabelchakra

ICH BIN NICHT MIT GOLD AUFZUWIEGEN.
ICH VERDIENE LIEBE, FREUNDLICHKEIT UND RESPEKT, EGAL, WAS ICH GETAN HABE.
ICH BIN WERTVOLL, WEIL ES MICH GIBT.
ICH VERDIENE DAS LEBEN, DAS ICH MÖCHTE.
ICH VERDIENE DAS BESTE.
ICH VERTRAUE AUF MEINE FÄHIGKEIT, AUS DEM LEBEN ETWAS ZU MACHEN.
ICH VERTRAUE DARAUF, DASS DIE GÜTE DES LEBENS MICH BEGLEITET.
ICH AKZEPTIERE DIE KRAFT MEINES WESENS, DIE GESUNDHEIT FRIEDE UND FREUDE IN MEIN LEBEN BRINGT.
ICH WEISS, DASS ICH FÜR IMMER EINE KRAFTVOLLE UND AUSGEREIFTE AUTORITÄT BIN.
ICH ENTSCHEIDE MICH FÜR DIE KRAFT DES LEBENS.
ICH ENTSCHEIDE MICH FÜR GÜTE, LICHT UND LIEBE.
ICH ENTSCHEIDE MICH FÜR GESUNDHEIT, HEILUNG UND GLÜCK.
ICH ENTSCHEIDE MICH, FÜR DAS BESTE FÜR MICH SELBST.

Herzchakra

Das Herzchakra ist das Zentrum des menschlichen Energiesystems. Das Herzchakra gedeiht bei Freundschaft, Freude, Frieden und Verständnis. Je reifer wir werden, desto weniger brauchen wir von anderen, sondern geben stattdessen bedingungslose Liebe. Diese neue Form der Liebe beruht auf unserer Fähigkeit, Verletzungen anderer zu vermeiden und Mitgefühl für jene zu empfinden, die leiden.

Affirmationen für das Herzchakra

ALLE LIEBE WOHNT IN MEINEM HERZEN.
ICH BIN STILL UND HÖRE DAS LIED IN MEINEM HERZEN.
ICH VERBINDE MICH MIT ALLEM LEBENDEN, SICHTBAR UND UNSICHTBAR, IN DER DOMÄNE VON LIEBE UND KRAFT.
ICH VERANKERE MEIN HERZ IN WAHRHEIT, LIEBE UND GOTTES GNADE.
LIEBE ÖFFNET UND HEILT MICH.
ICH ENTSCHEIDE MICH FÜR DEN FRIEDEN, DER ALLES ÜBERSTEIGT.
ICH BIN FRIEDEN, LIEBE UND LICHT.
ICH FOLGE DER SEHNSUCHT MEINES HERZENS NACH WAHRHEIT, GÜTE UND LIEBE.
MEIN KERN IST REIN UND UNSCHULDIG.
NICHTS KANN DIE SEELE MEINES HERZENS BERÜHREN, AUSSER DER LIEBE.
DIE LIEBE GOTTES ERFÜLLT MICH UND ÖFFNET MEIN HERZ DER ALLUMFASSENDEN GÜTE.
FREUDE IST MEIN LEBENSGRUND.
ICH SUCHE FREUDE IN MIR, SEHE SIE IN ALLEN DINGEN UND TEILE SIE GERN.
MEIN HERZ LEUCHTET. AUS DER TIEFE MEINES WESENS, SCHENKE ICH DENEN LIEBE, DIE SIE AKZEPTIEREN.

Kehlchakra

Das Kehlchakra umfasst physisch den Bereich der inneren und äußeren Kehle, des Nackens und Mundes. Blockiert wird es oft durch unterdrückte Gefühle, die sich in unausgesprochenen Emotionen und Ideen äußert. Es wird stark von Drogenmissbrauch, Lügen und einem Mangel an persönlicher Integrität beeinflusst.

Affirmationen für das Kehlchakra

Ich lebe in meiner Wahrheit, ich gebe meine Wahrheit weiter, ich bin die Wahrheit.

Kommunikation ist wichtig für mein Wohlbefinden.

Ich teile meine Erfahrung und meine Wahrheit gern mit.

Ich höre der Wahrheit anderer zu.

Meine Willenskraft passt zu dem spirituellen Ziel meines Lebens.

Mit jeder Herausforderung entwickle ich Willenskraft.

Ich äussere meine Wahrheit so kreativ wie möglich.

Ich kommuniziere mit Menschen, die sich für mich öffnen.

Ich höre mir selbst zu und vertraue meiner inneren Stimme.

Ich entwickle Integrität.

Meine Kommunikation kommt direkt aus meinem innersten Kern.

Ich äussere Liebe und Güte mit allem was ich sage.

Mein Geist ruht in Frieden und Stille.

Ich vertraue auf die flüsternden Stimmen der Engel, denen ich in der Stille begegne.

Stirnchakra

Das Stirnchakra befindet sich zwischen den Augenbrauen und wird auch „drittes Auge“ genannt. Dieses Zentrum umfasst unsere angeborene Intelligenz und gedeiht bei der Weisheit, die wir bei Verlust, Schmerz und Trennung sammeln. Weisheit, Urteilsvermögen, Kenntnis und Intuition sind Qualitäten dieses Chakras. Es ist eng mit dem höheren Geist und Erleuchtung verbunden.

Affirmationen für das Stirnchakra

ICH DENKE DAS BESTE
ÜBER MICH SELBST, IMMER UND IN ALLEN SITUATIONEN.
ICH ÖFFNE MICH MEINER INNEREN FÜHRUNG UND TIEFSTEN WEISHEIT.
ICH VERBINDE MEIN BEWUSSTSEIN MIT DER QUELLE ALLEN LEBENS.
ICH GLAUBE AN GRENZENLOSE HEILUNG, FREUDE UND GLÜCK.
ICH VERGEBE DER VERGANGENHEIT UND LASSE SIE LOS.
ICH ÖFFNE MICH NEUERE ENERGIE, NEUEN MENSCHEN UND AKZEPTIERE MEIN WISSEN, DASS ICH VON GOTTES GNADE, LICHT UND LIEBE ERFÜLLT BIN.
ICH VERTRAUE DARAUF, DASS MEIN HÖCHSTER WERT UND MEINE GRÖSSTE FREUDE SICH ENTFALTEN WERDEN.
ICH BIN WEISE, INTUITIV UND VERBIND MICH MIT MEINEM HÖCHSTEN WERT.
JEDE SITUATION IST EINE CHANCE FÜR WACHSTUM UND HEILUNG.
ICH LEBE IM LICHT MEINES HÖHEREN GEISTES UND LASSE MEIN LEBEN ERLEUCHTEN.
ICH SUCHE WEISHEIT UND FÜHRUNG IN ALLEN SITUATIONEN.
ICH ÖFFNE MEINE VORSTELLUNGSKRAFT, UM IN MENSCHEN, DINGEN UND MIR SELBST DAS BESTE ZU SEHEN.
ICH BIN DIE QUELLE VON WAHRHEIT UND LIEBE IN MEINEM LEBEN.
WENN ICH MICH MEINER INNEREN WEISHEIT ANVERTRAUE, WEISS ICH, DASS ALLES IN MEINER WELT GUT IST.

Kronenchakra

Das Kronenchakra ist das erhabenste im System. Es bietet uns die Mittel, unser unauslöschliches Band mit der Quelle unseres Seins zu vertiefen. Ob wir diese Beziehung eingehen möchten, liegt an uns. Die Verbindung existiert. Es beeinflusst unsere tiefen, inneren Kreisläufe wie Schlaf, Glück und Ruhe. Seine Qualitäten sind Glückseligkeit, Schönheit und Spiritualität. Das Kronenchakra kontrolliert unser Gefühl von Glück und Freude und lässt uns spüren, dass wir geliebt, gelenkt und immer geschützt werden durch Gottes Liebe.

Affirmationen für das Kronenchakra

GOTT IST ZU ALLEN ZEIT IN MIR, ÜBER MIR, UNTER MIR UND UM MICH HERUM.
GOTT IST ZU ALLEN ZEIT IN MIR, ÜBER MIR, UNTER MIR UND UM MICH HERUM.
ICH SUCHE NACH DER HÖCHSTEN WAHRHEIT UND HEILUNG.
ICH EHRE UND BESCHÜTZE MEINEN GÖTTLICHEN GEIST.
ICH WEISS, DASS ALLES GUT IST, AUCH WENN ES NICHT IMMER SO SCHEINT.
ICH SEHE IN MICH, DORT BIN ICH SICHER, GELIEBT UND BESCHÜTZT.
ICH GLAUBE, DASS MEIN HÖCHSTES GUT UND MEINE HÖCHSTE FREUDE SICH JETZT ENTFALTEN.
ICH DANKE FÜR DIE GUTEN DINGE UND MENSCHEN IN MEINEM LEBEN.
ICH AKZEPTIERE MICH UND EHRE MEINEN GEIST.
ICH SCHÄTZE DIE SCHÖNHEIT DER ERDE, DIE ICH EHRE UND BESCHÜTZE, SO GUT ICH ES VERMAG.
ICH WEISS, DASS MEINE HÖHERE BESTIMMUNG JETZT ERFÜLLT IST.
ICH VERTRAUE AUF GOTT, DASS ER MICH IMMER LEITET.
GÜTE UND FREUDE SIND STETS BEI MIR.
ICH BIN DANKBAR FÜR DAS BEWUSSTSEIN FÜR DIE WICHTIGEN LEBENSFRAGEN.
ICH EHRE ALLE MENSCHEN, ALLE RELIGIONEN UND ALLE SPIRITUELLEN PFADE.
ALLE FÜHREN ZU GOTT.
DANKE FÜR MEIN LEBEN, FÜR MICH UND WAS DU MICH HAST WERDEN LASSEN.

Quelle: Ambika Wauters; „*Chakren verstehen*“; Librero Verlag, Kerkdriel; 2016

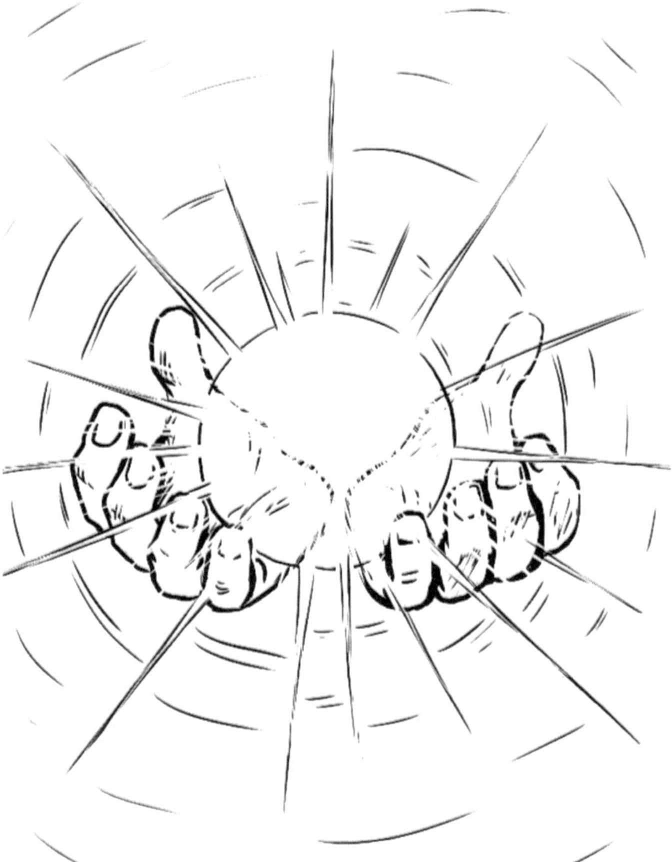

Kein Stress ist keine Heilung!

Einer der prägendsten Sätze, den ich während meiner Krankheit gehört hatte, war der, dass kein Stress keine Heilung ist. Wenn Sie permanent unter Stress und Anspannung leiden, reicht es nicht aus, stressfreie Phasen zu haben. Nein, dagegen hilft nur ganz bewusste Entspannung.

Haben Sie Mitgefühl mit sich und Ihrem Körper. Nehmen Sie die Krankheit und die sich daraus ergebene Situation an. Stimmen Sie der Situation zu, stimmen Sie der Erkrankung zu und stimmen Sie den Symptomen zu, mit denen Ihr Körper diese Krankheit zum Ausdruck bringt. Lassen Sie ganz besonders Mitgefühl zu einem tiefen Gefühl in Ihnen werden.

Sehen Sie Ihre Krankheit als Chance. Sie kann Sie zu einer kleinen Pause vom aktiven Leben aufrufen, oder Ihr ganzes Leben verändern.

Gönnen Sie sich eine Pause, wenn Sie erkrankt sind! Sorgen Sie gut für sich und lassen Sie Anforderungen, die von außen und von innen kommen, draußen. Denn Pausen haben eine ganz besondere Kraft – die Kraft der Regeneration.

Sorgen Sie in jeder Hinsicht gut für sich. Prüfen Sie, was Ihnen guttut, was Sie nährt und finden Sie

heraus, was Ihnen nicht guttut, und dann erlauben Sie sich, die Konsequenzen daraus zu ziehen.
Quelle: Hilda Nowotny; „Meditative Selbstheilung“; Schirner Verlag, Darmstadt; 2017

Wenn Ihnen dieses Buch auf Ihrem Heilungsweg geholfen hat, empfehlen Sie es gerne weiter, oder unterstützen Sie es, indem Sie online eine Bewertung schreiben.

Blogs über dieses und andere Themen, sowie Informationen über den Autor finden Sie unter:

www.christophpolder.de

Danksagung

Ganz herzlich bedanke ich mich bei meiner besten Freundin Sanne. Durch die unzähligen Gespräche mit Dir wurde mir vieles über mich und meine Krankheit klar.

Ich danke meinem Freund Manuel. Für Deine stets optimistische Sicht der Dinge und dafür, dass Du immer für mich da bist.

Mein Dank geht an meine Engel, die mich leiten und beschützen.

Ein besonderer Dank geht an Helena. Ohne Dich wäre nichts so wie es heute ist.

Schließlich danke ich meiner Krankheit! Ohne Dich wäre ich kein Schriftsteller geworden. Ohne Dich hätte ich viele schöne Momente nicht erlebt. Ohne Dich würde ich immer noch mein Dasein als Workaholic fristen.

Über den Autor

Christoph Polder arbeitet mittlerweile als Schriftsteller und Berater. Mit seinem Wohnmobil reist er durch Deutschland, schafft Strukturen, optimiert Prozesse und schreibt Bücher für Firmen. Somit hat er, dank der Krankheit, seinen Traum erfüllen können.

Die Symptome sind zu ca. 95 % geheilt, sodass er wieder langsam ins Berufsleben einsteigen konnte und bereit war, dieses Buch hier zu veröffentlichen.

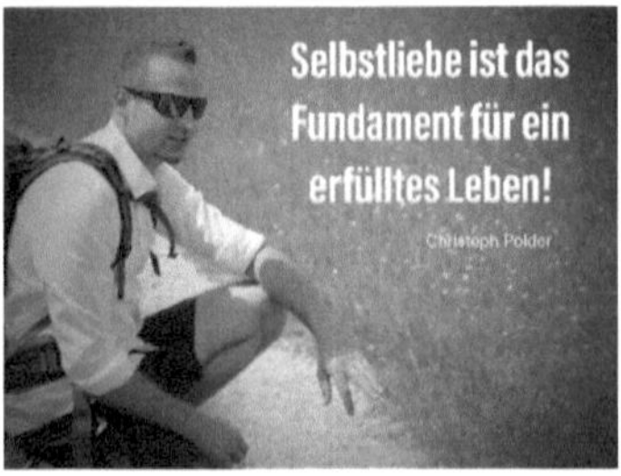
Selbstliebe ist das
Fundament für ein
erfülltes Leben!
Christoph Polder

Die restlichen 5 % schützen ihn davor, es jemals wieder so zu übertreiben, dass er einen Rückfall bekommen könnte.

Weitere Bücher des Autors

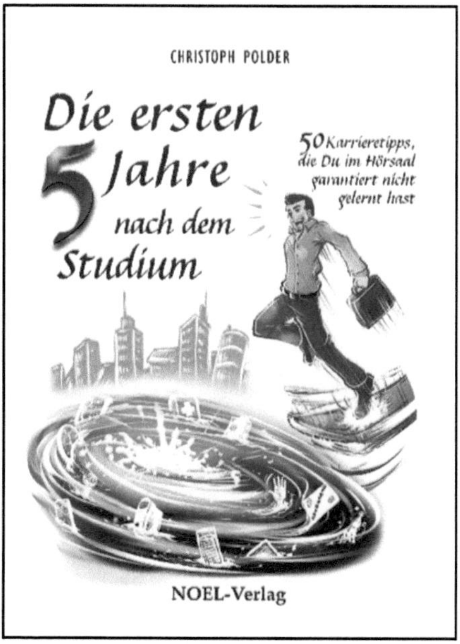

ISBN 978-3-95493-290-0

14,90 €

Ist Dein Studium beendet,

weißt Du gar nichts …

… zumindest nichts über das Berufsleben
und was Dich dort so alles erwartet.
Christoph Polder zeigt mit seiner frech-witzigen
und teils schockierenden Art zu schreiben,
anhand seiner 50 Karrieretipps,
was das Berufsleben für Hürden mit sich bringen
kann.
Vom Bewerbungsverfahren über den Umgang mit
Geld,
die 1 %-Regelung, die erste Steuererklärung
bis hin zu Mobbing, Stress und Burnout
berichtet er einfach und verständlich
aus seinem enormen Erfahrungsschatz.

Ein MUSS für alle Studierenden
und jungen Arbeitnehmer!

Leseprobe

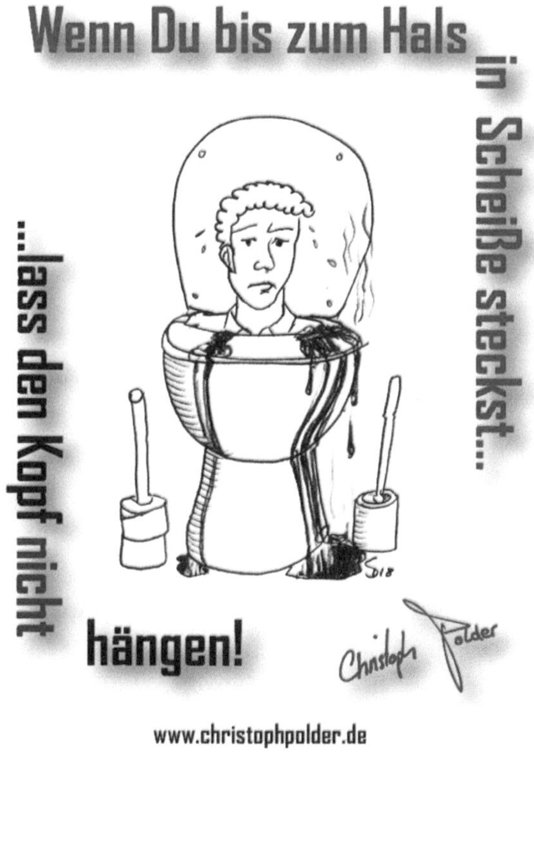

Wenn Du bis zum Hals
in Scheiße steckst…
…lass den Kopf nicht
hängen!
Christoph Polder
www.christophpolder.de

Das erste Projekt

“He was thrown into the cold water, but the water was frozen! Ha ha ha!“, blökte mein Chef lachend und mit deutschem Akzent ins Telefon, während ich neben ihm stand.
Ich fragte mich, warum dieser Chef permanent die eigenen Mitarbeiter bei deren Kollegen oder bei externen Firmen schlecht machte. Ja, er lästerte geradezu über seine eigenen Mitarbeiter und deren vermeintliche Blödheit und das, obwohl der Ursprung eigentlich bei ihm selbst lag.
Der junge Kollege, der in mein Büro gesetzt wurde, war gerade erst zwei Wochen in dieser Firma beschäftigt und hatte die ersten kleinen Aufgaben erfolgreich abgearbeitet. Er hatte Spaß an der Arbeit, fand die ebenfalls jungen Kollegen cool und war stolz auf seine ersten kleinen Erfolge, bis ein erfahrener Kollege einen Ordner auf seinen Tisch stellte. Mit den Worten „Das ist nun dein Projekt“ verschwand er auch schon wieder.
Nichtsahnend, welches Ei ihm dort auf den Tisch gelegt wurde, öffnete der junge Kollege den Ordner, in dem nur zwei 3D-Zeichnungen abgeheftet waren. Dass die hübsch waren, stand außer Frage und dass das Projekt am Ende so aussehen sollte, war auch klar.

Bloß …

- Wie?
- Mit wem?
- Bis wann?
- Wo?
- Mit welchem Budget?
- etc.

… wurde ihm nicht gesagt. Selbst auf mehrfaches Nachfragen bei dem erfahrenen Kollegen, wurde er mit den Worten „Das ist jetzt dein Projekt" wieder weggeschickt.
Der Chef kannte ebenfalls kein Erbarmen und hackte auf dem jungen Kollegen rum, fragte ihn permanent, warum er seine Aufgaben nicht im Griff hätte und sagte, dass man sowas doch im Studium gelernt haben müsste.
Das Projekt, das der erfahrene Kollege falsch anfing und komplett in die falsche Richtung gelenkt hatte, endete auch genau dort – im Chaos.
So wurde der Kollege mit den Worten „Schaust halt mal vorbei, was die da so reden" unvorbereitet auf das erste Meeting dieses Projekts geschickt.
Dort angekommen, saßen schon sechs Klienten und Firmenvertreter, die alle sehnsüchtig auf die

Präsentation mit den Lösungen für dieses Chaosprojekt warteten.
Dass der junge Kollege diese Lösungen präsentieren sollte, wurde ihm nicht gesagt und so blamierte er sich bereits beim ersten Meeting.
Hilfe bekam er keine.
Nur Spott und Anschiss vom Chef, denn dieses Projekt, obwohl die Zahlen am Ende im schwarzen Bereich waren, war hingegen der Firmenstruktur ein Desaster und war als Negativbeispiel in aller Munde. Selbst bei der Weihnachtsfeier, bei der alle Kollegen versammelt waren, wurde der junge Kollege und dieses Chaosprojekt hervorgehoben und in der Luft zerrissen. Der Chef blamierte den Kollegen und brüllte, dass er so eine Scheiße hier nie wieder sehen wollte!
Spaß machte ihm die Arbeit keine mehr. Motiviert, neue Herausforderungen in dieser Firma zu meistern, war er auch nicht mehr. Er hatte seinen ersten Überforderungsstress, der ihn über ein Jahr lang begleitete und ihn veränderte.
Weit gefehlt, wenn du nun denkst, dass das ein Einzelfall wäre.
Leider höre ich von ehemaligen Kommilitonen und Kollegen vermehrt solche oder ähnliche Geschichten.

Eine Lösung für solch ein erstes Projekt kann ich dir keine geben.
Ich kann dir nur raten, dir das nicht allzu sehr zu Herzen zu nehmen, die erste stressige Phase durchzustehen und dann zu entscheiden, ob du es in solch einer Firma aushältst oder wechseln willst.

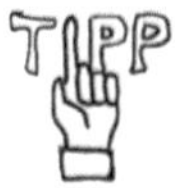

Wenn Du bis zum Hals in Scheiße steckst…
…lass den Kopf nicht hängen!

Leseprobe

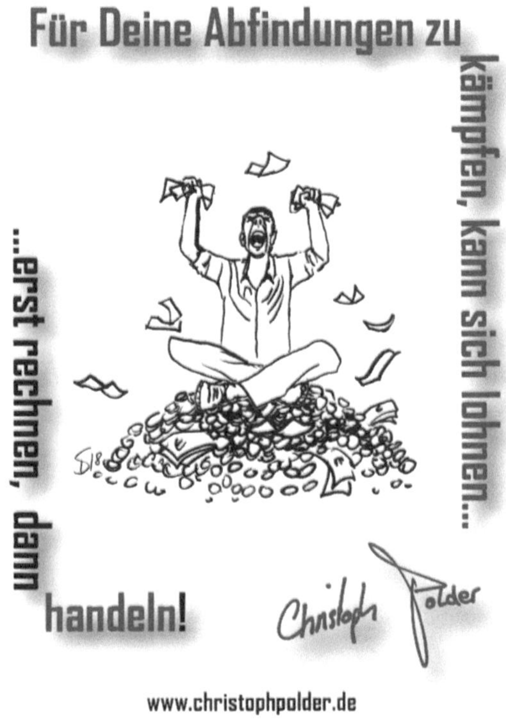
Für Deine Abfindungen zu
kämpfen, kann sich lohnen...
...erst rechnen, dann
handeln!
Christoph Polder
www.christophpolder.de

Abfindungen lohnen sich

„Was, mit so einem riesen Konzern willst du dich anlegen? Du wirst keine Chance haben! Die haben viel bessere Anwälte und Unmengen an Geld, die zerreißen dich in der Luft! Du solltest einfach kündigen und dir einen anderen Job suchen Andrea, das ist der einfachste Weg!“, rieten Freunde ihrer Kollegin, die todunglücklich in dieser riesen Firma war.

Sie war erfolgreich und zielstrebig, was weder manchen Kollegen, noch dem Vorgesetzten passte, also wurde sie gemobbt. Nicht so, dass es zu auffällig war, aber so intensiv, dass es Andrea krankmachte und sie öfter wegen Depressionen zu Hause bleiben musste. Selbst in der Krankheit bekam sie Abmahnungen und Briefe, indem sie zur Kündigung von sich aus ermutigt wurde. Sie war verzweifelt und wollte einfach nur Ruhe und ein erfülltes Berufsleben haben, weshalb sie kurz davorstand, einzuknicken und von sich aus zu kündigen. Und das, obwohl sie sehr erfolgreich in diesem Konzern war.

Ich allerdings riet ihr von einer Kündigung ab! Denn ich hatte schon so viele Kollegen in diesem Konzern gehen sehen, die von heute auf morgen die Segel gestrichen und keinen Cent mitgenommen hatten. Kollegen, die 11 bzw. 17 Jahre dabei

waren, sich nichts zuschulden kommen lassen und regelmäßig Überstunden umsonst abgeleistet hatten, sah ich einfach aus der Türe marschieren. Sie knickten ein, verloren alle dieses Machtspielchen und bereuten ihre Entscheidungen, nachdem sie erfuhren, was andere Kollegen bereits an Abfindung erhalten hatten.
Solltest du auch irgendwann mal in dieser Situation sein, in der du dich entscheiden musst, ob du gegen eine Firma vorgehst oder nicht, beachte folgende Rechenbeispiele.

Gegeben:
5 Jahre Betriebszugehörigkeit
5.000 € Bruttogehalt/Monat
0,5 Faktor der Firma
1,5 Faktor des Mitarbeiters
ca. 40 % Steuerabzug bei Lohnsteuerklasse 1 (ledig)
Anwaltskosten rund 3.000 €

Rechenbeispiel 1:
(mit dem Faktor, den Firmen gerne bieten)
5 Jahre x 0,5 x 5.000 € = 12.500 € brutto
12.500 € x 60% = 7.500 € netto

Abzüglich der Anwaltskosten wärst du dann bei **4.500 €,** die auf dein Konto überwiesen würden.

Rechenbeispiel 2:
(mit dem Faktor, den du verlangen könntest)
5 Jahre x 1,5 x 5.000 € = 37.500 €
37.500 € x 60% = 22.500 €

Abzüglich der Anwaltskosten wärst du bei **19.500 €,** die dir auf dein Konto überwiesen würden.

Eine Berufsrechtschutzversicherung kostet pro Jahr ca. 100 - 140 € und kann sich lohnen, denn dann zahlst du keine 3.000 € an den Anwalt, sondern die mit der Versicherung festgelegte Selbstbeteiligung in Höhe von z. B. 250 €.
Weiter kannst du bzw. dein Anwalt noch deine Freistellung verlängern, oder aushandeln, dass du das Firmenfahrzeug behalten darfst u. v. m.
Also überlege dir gut, ob du einfach kündigst oder nicht doch ein bisschen für dein Recht kämpfen möchtest.
Übrigens hat Andrea, die 12 Jahre in der Firma beschäftigt war, den Faktor 2,5 durchgeboxt.
Nachrechnen und staunen darfst du jetzt selbst!

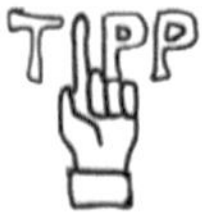

> Lasse Dich nie unter Druck zu einer Kündigung hinreißen.
>
> Erst rechnen, dann handeln!

Mehr unter: www.christophpolder.de

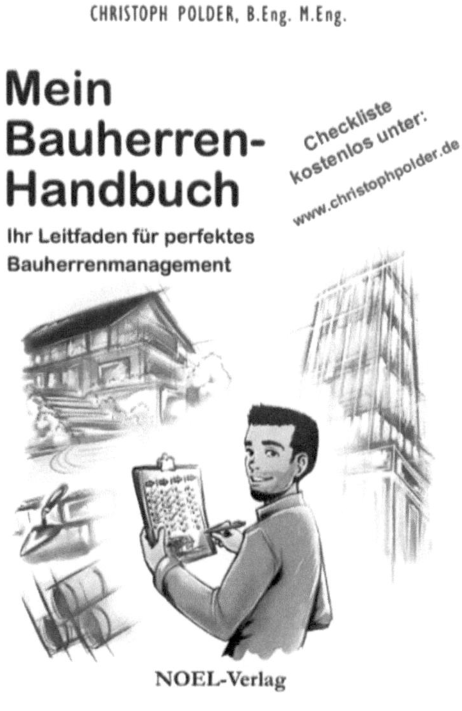

ISBN 978-3-95493-358-7

16,90 €

Leseprobe

Passendes Bauland gefunden?

Lage des Grundstücks passend?

Während des Masterstudiums in Projektmanagement Bau und Immobilie lernten wir, welche die drei wichtigsten Faktoren bei der Grundstückswahl sind, nämlich:
Lage! Lage! Lage!
Sollten Sie die Immobilie später verkaufen wollen oder gar müssen, ist die Lage der wichtigste Faktor bei der Immobilienbewertung. Hierbei sollten Sie dennoch beachten, welches Grundstück in Ihr Budget passt und nicht aufgrund der Lage einen viel zu hohen Preis bezahlen, den Sie dann nicht stemmen können. Achten Sie auf die Verkehrsanbindung und die Infra-struktur wie Kindergarten, Einkaufsmöglichkeiten und Schulen, die Sie erreichen müssen.
Weiter sollten Sie darauf achten, dass sich das Grundstück nicht in einer Hanglage befindet, denn dann müssen Sie aufwendige Hangsicherungsmaßnahmen vornehmen, die leicht in den 5-stelligen Bereich gehen. Die vermeintliche Einsparung durch

den Erwerb eines günstigen Grundstückes kann sich dann schnell als Kostenfalle entpuppen.
Zudem sollten Sie unbedingt den Bebauungsplan der Gemeinde einsehen, denn darin finden Sie Informationen darüber, ob Umgehungsstraßen, Bahnlinien oder Autobahnanbindungen geplant sind und wie auf dem Grundstück gebaut werden darf.

Wo finden Sie ein Grundstück?

Grundstücke aus der öffentlichen Hand sind in der Regel günstiger als die von Privatpersonen, werden jedoch meist nur an Ortsansässige vergeben. Vergleichen und die notwendige Zeit in die Suche des für Sie passenden Grundstücks zu investieren lohnt sich hier ganz besonders, da es sich um einen sehr großen Kostenpunkt Ihres Projektes handelt.
Möglichkeiten ein Grundstück zu finden, sind:

- Internetportale
- Immobilienmakler
- Privatpersonen
- Liegenschaftsamt
- Hausbaufirmen
- Bauträger
- Regionale Zeitungen

Form des Grundstücks passend?

Nicht jedes Grundstück ist rechteckig und hat mind. 500 m² Fläche!
Es gibt auch Grundstücke, die eine Dreiecksform haben oder die eines Trapezes und nur 200 m² Fläche haben, was vielen Interessenten missfällt und was den Kaufpreis nach unten drückt. Aber vielleicht sind Sie ja ein kreativer Mensch, der zusammen mit dem Architekten genau auf so einem Grundstück ein wunderschönes, wenn auch unkonventionelles Haus errichten möchte. Oder bevorzugen Sie ein genormtes Grundstück in einem Neubaugebiet, in dem alle Flächen gleich geschnitten sind, der Nachbar 2,75 m nebenan sein Haus im gleichen Stil wie Ihres baut? Entscheiden können das nur Sie, jedoch sollten Sie sich vor dem Kauf des Grundstückes darüber Gedanken machen, was Sie wollen, damit Sie später Ihre Entscheidung nicht bereuen.
Sind Ihnen alle Kaufnebenkosten bekannt?
Die Kosten für untenstehende Punkte sind von Bundesland zu Bundesland verschieden bzw. können stark zwischen den einzelnen Anbietern variieren. Aber als Richtwert sollten Sie mit gut **10 %** des Kaufpreises des Grundstücks rechnen.

Die wichtigsten Nebenkosten beim Grundstückskauf sind:

- Grunderwerbsteuer
- Notarkosten
- Erschließungskosten (falls Grundstück noch nicht erschlossen)
- Maklercourtage

Kalkulieren Sie alles mit ein und bilden eine Gesamtsumme, um Kosten-klarheit zu erlangen, wie nachstehendes einfaches Beispiel verdeutlicht.

80.000,- € (Kaufpreis Grundstück)
+ 8.000,- € (10 % Kaufnebenkosten)

88.000,- €

Vertrag unterschrieben?

Nach der Vertragsunterzeichnung gilt der Grundsatz ‚**pacta sunt servanda**', was so viel bedeutet wie ‚Verträge müssen eingehalten werden'. Deshalb prüfen Sie nochmals gut, was nun in der letzten Version des Angebotes der Baufirma geschrieben steht, denn auch Sie müssen sich an die Vertragsvereinbarung halten und am Ende das Werk abnehmen und die Vergütung entrichten.
Sofern Sie alle o. g. Schritte eingehalten haben, sollte nun technisch und monetär alles vereinbart sein. Wenn Sie nun noch die folgenden Punkte in den Vertrag einfließen lassen, haben Sie soweit schon mal sehr viel richtig gemacht.

- **Separate Rohbauabnahme (inkl. Bauherrn)**
- **Übergabe der Revisionsunterlagen bei Abnahme**
- **Ausführung nach den ‚Anerkannten Regeln der Technik'**
- **Hochwertige Ausführungsqualität**
- **Stundenlohn für Regiearbeiten -,- €**
- **Nachträge sind vorher schriftlich anzukündigen und nur gegen Unterschrift des Bauherrn auszuführen**

- **Nachträge werden mit der Schlussrechnung der ‚Abnahme Rohbau' / ‚Endabnahme' gestellt**
- **Vertragserfüllungsbürgschaft**
- **Gewährleistungsbürgschaft**

Je mehr Sie von den o. g. Punkten in den Vertrag einfließen lassen, desto besser ist es am Ende für Sie. Falls Sie es jedoch mit einem hartnäckigen Vertragspartner zu tun haben sollten, bestehen Sie zumindest darauf, dass nach den ‚Anerkannten Regeln der Technik' und in ‚Höchster Ausführungsqualität' gebaut wird. Mit diesen zwei Sätzen können Sie bei Diskussionen während der Bauphase immer argumentieren!
Sofern Sie alles besprochen, verglichen und verhandelt haben und ein gutes Gefühl bei der Wahl der Baufirma haben, können Sie den Vertrag unterschreiben.

Es ist überaus wichtig, dass Sie ein gutes Gefühl dabei haben, denn ansonsten denken Sie, nachdem Sie den Vertag versandt haben, Dinge wie:

- **Oh mein Gott, was habe ich da unterschrieben?**
- **Ist das die richtige Baufirma?**
- **Ziehen die mich über den Tisch?**
- **Wird der Einzugstermin gehalten?**
- **Werde ich mit dieser Baufirma vor Gericht gehen müssen, so wie die Nachbarn in der Neubausiedlung?**

Deshalb klären Sie alles vor der Vertragsunterzeichnung und lassen Sie sich nicht unter Druck von Nachbarn, Ihrer Familie oder einer Baufirma zu einer Unterschrift hinreißen, die Sie eigentlich gar nicht leisten wollen.

Die Bauherrencheckliste nach Polder kann kostenlos heruntergeladen werden unter:

www.christophpolder.de

ISBN 978-3-7485-6948-0
9 783748 569480
www.epubli.de